Bettina Heß
Dr. med. G. Michael Heß
Stabilates

Verlag Via Nova

Bettina Heß
Dr. med. G. Michael Heß

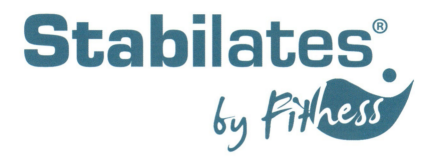

Mentales und körperliches
Gleichgewicht finden,
fördern und bewahren

Verlag Via Nova

Haftungsausschluss

Dieses Buch wurde mit größter Sorgfalt erarbeitet und geprüft. Alle Leserinnen und Leser jedoch sind zur Eigenverantwortung aufgefordert, für sich zu entscheiden, inwieweit sie die Übungen durchführen können. Denken Sie daran, dass das Wohlbefinden an oberster Stelle steht. Ein Buch kann niemals die persönliche Begleitung durch einen Lehrer oder eine Lehrerin ersetzen. Jegliche Haftung für Personen-, Sach- und Vermögensschäden ist ausgeschlossen.

Impressum

1. Auflage 2018

© Verlag Via Nova • Alte Landstr. 12 • 36100 Petersberg

Telefon (06 61) 6 29 73

Fax (06 61) 96 79 560

E-Mail: Info@verlag-vianova.de

www.verlag-vianova.de

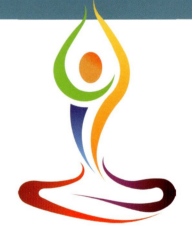

Fotos von Christoph Wacker (© Bettina Heß)

Umschlaggestaltung: Guter Punkt • München

Satz und Layout: Sebastian Carl • Amerang

Druck und Verabeitung: Appel und Klinger • 96277 Schneckenlohe

© Alle Rechte vorbehalten

ISBN 978-3-86616-443-7

Inhaltsverzeichnis

1. Rückenschmerzen vorbeugen und erfolgreich bekämpfen 13
   Was hilft präventiv zur Rückengesundheit? 13
   Welchen wertvollen Beitrag liefert die instabile Unterlage? 14

2. Was ist Stabilates®? 17
   Definition Stabilates® 17
   Das Balance Pad 18
   Was ist Pilates? 18
   Standing Pilates 18

3. Wo liegen häufig die Schwachstellen? 19
   Verkürzte Beinrückseiten 20
   Mangelnde Rotationsfähigkeit der Brustwirbelsäule 20
   Mangelnde Aufrichtung bzw. starke Krümmung
   der Brustwirbelsäule 20
   Unbewegliche Hüftgelenke 21
   Gegenanzeigen (Kontraindikationen) 21

4. Die Grundpositionen auf dem Pad 23
   Stand 23
   Kniestand 24
   Bauchlage... 25
   Rückenlage 25
   Seitlage 26
   Seitstütz 27
   Bankstütz.. 28
   Brettposition = Ganzkörperstütz.. 28

5. Übungskatalog.. 29
   Basisübungen im Stand.. 30
   Grundposition stehend erarbeiten* 30

Nackenmobilisation 31
   Seitneigung des Kopfes* 31
   HWS-Rotation* 31
Fersenhub = Zehenstand* 32
Mobilisation und Stabilisation des Schultergelenkes,
Kräftigung des Schultergürtels im Stand 32
   Armheben 32
      Die Arme frontal nach oben heben * 32
      Die Arme seitlich bis zur Schulterlinie heben * 33
      Öffnen und Schließen der Arme * 34
   Kräftigung der Rotatorenmanschette, Mobilisation des
   Schulterblattes und Verbesserung der Beweglichkeit
   im Schultergelenk 34
      Innen-/Außenrotation der Arme * 35
      Kreisende Armbewegungen* 35
      Heben und Senken des Schulterblattes * 36
      Marionettenarme = „Puppet Arms" * 36
Stabilisation und bewusstes Ansteuern
der gesamten Rumpfmuskulatur 37
   Laufen auf dem Pad* 37
   Seitschieben des Oberkörpers – Arme seitlich ausgestreckt * 38
   Seitneigung / Flankendehnung* 39
   Seitneigung mit Beinabduktion ** 39
   Die Knie im Wechsel heben und senken * 40
   Knie heben und Oberkörperrotation –
   im Wechsel rechts / links ** 41
Stabilisation und kontrollierte Bewegungsabläufe, ... 42
Kräftigung des Unterkörpers 42
   Standard Kniebeugen* 42
   Kniebeuge und Fersenhub (= Zehenstand) im Wechsel** 42
   Mobilisation der Wirbelsäule aus der Kniebeuge* 43
   Kniebeuge mit Oberkörperrotation** 43
   Kniebeuge mit gleichzeitiger Kräftigung
   der Schulter- und Rückenmuskulatur 44
      Kniebeuge mit Seitheben der Arme* 44

Kniebeuge mit Armschere* 44
Kniebeuge mit Helicopter-Armen* 44
Kniebeuge mit Kreuzen der Arme über dem Rücken** 45
Beinabduktion zur Seite* 45
Beinabduktion nach hinten* 46
Mobilisation des Hüftgelenks durch
Außen- und Innenrotation ** 47
Achter-Kreise im Hüftgelenk ** 48
Standwaage ** 49
Ausfallschritte mit Variationen*/** 50
Ausfallschritt mit aufgerichtetem Oberkörper * 51
Ausfallschritt mit nach vorne gebeugtem Oberkörper * 51
Ausfallschritte mit Oberkörperrotation ** 52
Beinbeugung = Hamstring Curl ** 52
Side Kicks *** 53
Beinkreise in Abduktion – Side Leg Circles *** 54
Weite Kniebeuge mit Variationen * 55
Kombinationsübungen **/*** 57
Weite Kniebeuge und Beinabduktion,
optional mit Seitneigung *** 57
Abduktion – Standard-Kniebeuge – 58
Abduktion – Wechsel ** 58
Ausfallschritt und Kniebeuge im Wechsel ** 59
Abduktion nach hinten – Ausfallschritt –
Abduktion – Beinwechsel ** 60
Vom Ausfallschritt zum Einbeinstand
mit Rotation der Brustwirbelsäule *** 61
Kniestand – Ausfallschritt – Standwaage – 62
Einbeinstand mit Rotation *** 62
Kniestand – Seitneigung – Abduktion – Standwaage *** 63
Übungen im Kniestand 64
Armschere im Kniestand * 64
Oberkörperrotation aus dem Kniestand * 65
Bärengriff mit schneller Oberkörperrotation ** 66
Beinabduktion aus dem Kniestand ** 67

Übungen im Vierfüßler-Stand = Hohe Bank-Position 68
   Mit den Knien auf dem Pad 68
      Diagonales Arm- und Beinheben */** 68
      Seitliche Stabhaltung = Abheben von Arm und Bein
      auf der gleichen Körperseite *** 70
   Mit den Füßen auf dem Pad 71
      Tischposition im Stütz ** 71
      Flexion und Extension der Wirbelsäule
      aus der Tischposition ** 72
   Tischposition mit den Händen auf dem Pad ** 73
Übungen im Unterarmstütz = Bankstütz 74
   Grundposition im Bankstütz halten ** 74
   Bankstütz mit Beinabduktion nach oben *** 75
   Bankstütz mit Beinabduktion zur Seite *** 75
   Seitliches Beinanziehen (=Spiderman)**** 76
Stützende Positionen mit halbem Hebel =
Knie auf dem Pad abgelegt 77
   Liegestütz schmal ** 77
   Liegestütz breit * 78
Ganzkörperstütz = Brettposition **/*** 79
   Mit den Händen auf dem Pad 79
      Stabilisation im Ganzkörperstütz ** 79
      Beinheben aus dem Ganzkörperstütz =
      „Leg Pull Prone/Front" *** 80
      Liegestützposition – mit eng zum Oberkörper
      gezogenen Ellenbogen *** 80
      Streckung der Wirbelsäule = Extension **: 81
      Extension und Hebelvergrößerung *** 81
   Mit den Füßen auf dem Pad 82
      Stabilisation im Ganzkörperstütz ** 82
      Extension und Hebelverlängerung *** 83
      Klassischer Liegestütz mit Stabilisation der Schulter ** 83
      Beinheben im Wechsel = Leg Pull Prone / Front *** 84
      Runden und Strecken der Wirbelsäule
      aus dem Ganzkörperstütz *** 84

Vom Ganzkörperstütz zum Seitstütz ***: 85
Seitstütz auf dem Unterarm** 86
Seitstütz mit Beinabduktion*** 86
Seitstütz auf der Handfläche*** 87
    Der „Baum im Seitstütz" **** 88
    Side Twist **** 88
Übungen aus der Bauchlage 91
    Rückenstrecker = Wirbelsäulenextension
    mit verkürztem Hebel* 91
    Wirbelsäulenextension mit verlängertem Hebel ** 92
    Abduktion und Adduktion * 92
    Fersentrommel ** 93
    Diagonales Arm- und Beinheben => Swimming ** 94
    Oberkörperrotation mit diagonalem Beinheben ** 95
    Armkreise * 96
    Helikopter mit gestreckten Armen ** 97
    Brustkorböffnung und Schulterdehnung * 98
    Kicks aus der Bauchlage ** 99
Übungen in Seitlage 100
    Abduktion und Adduktion * 100
    Beinschere * 102
    Fersentrommel ** 103
Übungen im Sitzen 104
    Stabilisation mit leichter Rückneige = Liegestuhl * 104
    Oberkörperrotation mit aufgestellten Beinen * 104
    Obliques Roll Back – schräge Bauchmuskulatur ** 105
    Toe Taps aus dem Schwebesitz ** 106
    Die „Boot" – Position mit Variationen ** 107
    Wirbelsäulenstreckung, -drehung und
    Wirbelsäulendehnung aus dem Langsitz * 108
        Wirbelsäulenstreckung und -drehung = Spine Twist * 108
        Wirbelsäulendehnung = Spine Stretch * 109
        Die „Säge" = Streckung, Drehung, Rundung und
        Dehnung der Wirbelsäule ** 110

Segmentales Auf- und Abrollen der Wirbelsäule =
Roll up and down** 110
Übungen aus der Rückenlage 113
    Crunch gerade * 113
    Crunch diagonal ** 114
    Aktive Kontraktion der Bauchdecke = The Hundred ** 115
    Der „Käfer" *** 117
    „Toe Taps" aus der Rückenlage * 118
    Knee Circles * 119
    Gleichzeitiges Absenken der Arme und Beine =
    „Double Leg Stretch" **/*** 120
        Mit Umgreifen der Beine** 120
        Mit isometrischer Spannung*** 121
    Absenken der Beine aus der Rückenlage =
    Lowering Legs **/*** 122
        Jedes Bein einzeln, jeweils im Wechsel, absenken ** 122
        Beide Beine gleichzeitig absenken *** 123
    Beckenheben aus der Grundspannung */** 124
    Schulterbrücke mit einfachen Variationen * 125
    Schulterbrücke mit Verringerung der Auflagefläche ** 126
Dehnung und Entspannung 128
    Körperwahrnehmung / Gleichgewicht / Balance * 128
    Dehnung der Beinrückseite mit Schulterdehnung** 129
    Dehnung des unteren Rückens
    und der Beinrückseite (Vorbeuge) * 130
    Drehung = Rotation der Wirbelsäule (Drehsitz) * 130
    Dehnung der Oberschenkelvorderseite * 131
    Intensive Dehnung der gesamten Körpervorderseite **/*** 131
    Dehnung der Körperrückseite * 132
    Dehnung der Körperrückseite (dynamisch)
    und Öffnung der Brustwirbelsäule ** 133
    Dehnung des Hüftbeugers, der Beinrück-
    und der Beinvorderseite * 133
    Dehnung der ischiocruralen Muskulatur =
    rückwärtige Muskelschlinge */** 135

    Auf dem Pad kniend** 135
    Stehend: Auf dem Pad oder auf dem Boden* 135
    Dehnung der Hüftmuskulatur (Tempelsitz) *** 136
    Dehnung der Beinvorderseite (TänzerIn) ** 136
    Dehnung des Schultergürtels (Adlerarme) ** 137

6. Kurze Übungsprogramme mit bestimmten Schwerpunkten 139
    Übungsprogramm zum Einstieg in Stabilates®
    oder als Einheit zur Entspannung 140
    Stärkung der Rückenmuskulatur und Beweglichkeit
    der Wirbelsäule verbessern 143
    Intensive Kräftigung der tiefliegenden
    Bauch- und Rumpfmuskulatur 151
    Kräftigung für Gesäß und Beine
    und Stabilisation der Hüftgelenke 160
    Intervalltraining zur Kräftigung der großen Muskelgruppen,
    zur Stärkung des Herz-Kreislauf-Systems sowie
    zur Aktivierung des Stoffwechsels...167
    Koordinativ anspruchsvolle Übungen für Fortgeschrittene 174

Dank an 185
Teilnehmererfahrungen zu Stabilates 186
Zu den Autoren... 188

1.
Rückenschmerzen vorbeugen und erfolgreich bekämpfen

Was hilft präventiv zur Rückengesundheit?

Rückenschmerzen sind die häufigste Ursache für eingeschränkte Beweglichkeit und Aktivität bei unter 45-jährigen US-Amerikanern und die zweithäufigste Einzeldiagnose für Arbeitsunfähigkeitstage (5,6 %, DAK 2016) in Deutschland. Etwa 72 % aller Deutschen haben mindestens einmal in ihrem Leben Rückenschmerzen (Lebenszeitprävalenz). An einem beliebigen Zeitpunkt in den letzten 3 Monaten litten bis zu einem Viertel aller erwachsenen US-Amerikaner an Rückenschmerzen mit einer Dauer von mindestens einem Tag. Bei 80-90% der Betroffenen klingen die Beschwerden innerhalb von 4-8 Wochen ab, bei 10-20% treten sie jedoch episodenartig auf oder entwickeln sich zu chronischen Schmerzen.

Die Therapiemöglichkeiten chronischer Rückenschmerzen sind vielfältig, aber immer zeit- und kostenintensiv.

Besondere Bedeutung hat daher die Prävention bzw. die Vermeidung der Chronifizierung von Rückenschmerzen.

Während akute Rückenschmerzen oft durch eine Überlastung im Sinne einer Zerrung der muskulären, sehnigen oder bandhaften Strukturen oder einer Blockierung entstehen, spielen für die Chronifizierung psychosoziale Faktoren und spezifische Erkrankungen eine große Rolle. Zahlreiche Studien zeigen, dass die meisten Patienten mit chronischen Rückenschmerzen eine deutlich reduzierte Kraftentwicklung in der Lendenwirbelsäule haben und umgekehrt die Kräftigung dieser Muskulatur der wichtigste Baustein in einer erfolgreichen Therapie ist.

Um am Beginn dieser Kaskade anzusetzen, gilt es also die körperliche Belastbarkeit zu erhöhen. Wesentliche Bedeutung hat dabei die tiefliegende Muskulatur des Rumpfes und Beckens. Es sind dies: die sogenannten autochthonen Rückenmuskeln (Rückenstrecker = Erector spinae mit den Anteilen M. longissimus thoracis, M. iliocostalis lumborum, Mm. multifidii et rotatores sowie auf der Vorderseite der gerade Bauchmuskel = M. rectus abdominis und die schrägen Bauchmuskeln = Mm. obliquii abdominis.

Von den zahlreichen Trainingsmodalitäten ist insbesondere das **isometrische Training** zu erwähnen: Es ist die einzige Trainingsform, die auch von Patienten mit körperlichen Einschränkungen in der Beweglichkeit und z.B. auch in der Frührehabilitation nach Bandscheibenoperationen durchgeführt werden kann. Dabei sind isometrische Übungen sehr effektiv und dennoch nahezu verletzungsfrei durchführbar.

Welchen wertvollen Beitrag liefert die instabile Unterlage?

Während isometrische Übungen klassischerweise auf der Matte durchgeführt werden, nutzt das Konzept des Stabilates® eine nachgebende Unterlage und führt darüber zu einer Aktivierung der Propriozeption (Gleichgewichtsstabilisierung) und der oben genannten tiefliegenden Muskulatur.

Die Vorteile dieses Konzepts liegen auf der Hand: So kann damit zum Beispiel das „aktive Stehen" trainiert werden.

Gerade längeres Stehen (mehr als 20 Minuten) ist bei vielen Menschen ein Auslöser von Schmerzen in der unteren Lendenwirbelsäule. Ursache ist eine Ermüdung der Rumpfmuskulatur, welche aufgrund der permanenten statischen Anspannung insbesondere auch der Bauchmuskulatur früher oder später eintritt. Im Unterschied dazu wird die Rumpfmuskulatur beim Gehen immer wechselseitig aktiviert und dann wieder entspannt, so dass Bewegung fast immer beschwerdefrei durchgeführt werden kann. Die Ermüdung der Rumpfmuskulatur führt zu einer unbewusst veränderten

Haltung: Die Bauchmuskulatur erschlafft, das Becken kippt leicht nach vorne, der Oberkörper wandert leicht nach hinten und es kommt zu einem vermehrten Hohlkreuz. Dies bedingt eine Überlastung der kleinen Wirbel- oder Facettengelenke, welche wie alle anderen Gelenke des menschlichen Körpers einer Abnutzung unterworfen sind.

Je stärker die tiefliegende Rumpfmuskulatur trainiert ist, umso länger ist die aktive und schmerzfreie Stehzeit.

Die aktive Ausrichtung der Lendenwirbelsäule wirkt sich dabei natürlich auch positiv auf die gesamte Haltung, wie zum Beispiel die Aufrichtung der Hals- und Brustwirbelsäule aus.

Nicht unerwähnt bleiben soll die Notwendigkeit, das stabilisierende Training durch Übungen zur Verbesserung der Beweglichkeit und Dehnung insbesondere der Beinvorder- und -rückseiten zu ergänzen. Hierfür ist ebenfalls eine regelmäßige und achtsame Yoga-Praxis zu empfehlen.

2.
Was ist Stabilates®?

Definition Stabilates®

Stabilates® ist ein von uns entwickeltes Trainingsprogramm auf und mit einem Balance Pad, einer Mattenrolle oder einer anderen instabilen Unterlage. Das Hauptziel dieses Trainings ist die stabile Körpermitte und eine gleichzeitige Verbesserung der Beweglichkeit.

Durch Stärkung der abgeschwächten Muskulatur und Dehnung der verkürzten Muskelgruppen wird die Balance hergestellt. Dabei liegt der Fokus auf der Stabilisation der Lendenwirbelsäule bei gleichzeitiger Mobilisation der Brustwirbelsäule und Verbesserung der Rotationsfähigkeit.

Durch Kombination von klassischen Pilates-Übungen, Standing Pilates, Stabilisation, Mobilisation und Kräftigung, entsteht ein abwechslungsreiches Ganzkörpertraining.

Präventiv hilft Stabilates® Rückenschmerzen vorzubeugen, rehabilitativ ist es ein sehr wertvolles Trainingskonzept, um schmerzempfindliche Areale durch die Stabilisierung von innen heraus zu stärken und gleichzeitig die Schonhaltung aufgeben zu können und zurück in die Mobilisation zu kehren.

Im Stehen ist es eine Herausforderung an die Balance, im Liegen und Sitzen ermöglicht die vergrößerte Hebelwirkung durch das Balance Pad eine intensivierte Kräftigung aller Muskelschichten. Von Stabilates® profitieren sowohl Untrainierte wie auch Sportler aller Art. Die Trainingsprogramme können mit bestimmten Zielen und Schwerpunkten zusammengestellt werden. Stabilates® stabilisiert, stärkt und schult die Koordination und die Konzentrationsfähigkeit.

Das Balance Pad

Das Balance Pad ist aus einem weichen Schaumstoff mit einer Dicke von ca. 6 cm gefertigt.

Der Schaumstoff gibt bei Belastung nach und der Körper wird ständig aufgefordert, das Gleichgewicht zu finden und zu halten und die Gelenke zu stabilisieren. Dadurch werden die tiefliegende Muskulatur intensiv mittrainiert und die koordinativen Fähigkeiten wie Differenzierungs- und Gleichgewichtsvermögen gezielt geschult. Alternativ kann eine Mattenrolle, eine gefaltete Decke oder ein großes Sitzkissen verwendet werden.

Was ist Pilates?

Pilates, auch Pilates-Methode genannt, ist ein systematisches Ganzkörpertraining zur Kräftigung der Muskulatur und gleichzeitig wird die Atmung geschult. Grundlage aller Übungen ist das Aktivieren und Halten des so genannten „Powerhouse": Damit ist die in der Körpermitte liegende Muskulatur entlang der Wirbelsäule gemeint, die so genannte Stützmuskulatur. Die Muskeln des Beckenbodens und die tiefe Rumpfmuskulatur werden gezielt gekräftigt. Die kontrollierte, langsame und fließende Bewegungsausführung wirkt entspannend auf das Nervensystem, fordert die muskuläre Haltearbeit und ist gleichzeitig schonend für die Gelenke.

Standing Pilates

Im Standing Pilates werden die Übungen und Prinzipien des Pilates-Trainings im Stehen ausgeführt. Dabei liegt der Fokus insbesondere auf der Stabilisation, der Positionierung der Füße und der Ausrichtung der Beinachsen, des Beckens, der Hüftgelenke sowie der Aufrichtung der Wirbelsäule.

3.
Wo liegen häufig die Schwachstellen?

Jeder Mensch hat individuelle Schwachstellen im Körper. Durch unseren modernen Alltag verbringen wir viel Zeit mit Tätigkeiten im Sitzen und dazu oft in schlechter Haltung.

Schon im Kindesalter sitzen wir in westlichen Ländern lange Zeit auf Stühlen. Dies führt zu einer Unbeweglichkeit der Hüftgelenke und Verkürzung vieler Körperbereiche. Selbst das aktive aufrechte Sitzen kann diese Faktoren nicht kompensieren, sondern lediglich die Rückenmuskulatur stärken und Schäden an der Wirbelsäule vorbeugen.

Die häufigsten „Problembereiche" sind verkürzte und/oder schwache Muskelgruppen und unbewegliche Körperbereiche, die in der Folge eine Zwangshaltung der Wirbelsäule erzwingen. Zu den verkürzten Muskelbereichen, die eine Fehlhaltung verursachen, gehören insbesondere die Beinrückseiten, Hüftbeuger, Brust- und Nackenmuskulatur. Gestärkt werden muss gleichzeitig die Rücken- und Schultermuskulatur.

Einschränkungen in der Beweglichkeit können in der Folge bei der Übungsausführung zur Fehlbelastung und/oder Überlastung anderer Körperbereiche führen. Daher ist die korrekte Ausführung und Kontrolle der Körperhaltung unerlässlich.

Verkürzte Beinrückseiten

Bei verkürzten Beinrückseiten ist darauf zu achten, dass die Lendenwirbelsäule keine zu starke Rundung erfährt, um die mangelnde Dehnfähigkeit zu kompensieren. Dies könnte anderenfalls einen erhöhten Druck auf die Bandscheiben zur Folge haben. Es empfiehlt sich, die Knie rechtzeitig zu beugen, wenn die Position des Beckens nicht mehr kontrolliert angesteuert werden kann.

Mangelnde Rotationsfähigkeit der Brustwirbelsäule

Eine mangelnde Rotationsfähigkeit der Brustwirbelsäule wird oft durch eine verstärkte Drehung der Halswirbelsäule, eine Drehbewegung in der Lendenwirbelsäule oder durch eine Überdehnung der Schulterkapsel bzw. Überlastung der Schultergelenke kompensiert. In der Folge können Verspannungen des Nackens und Schultergürtels sowie Schmerzen im unteren Rücken und/oder der Schulter auftreten.

Mangelnde Aufrichtung bzw. starke Krümmung der Brustwirbelsäule

Ebenfalls führt eine mangelnde Aufrichtung bzw. starke Krümmung der Brustwirbelsäule zu Verspannungen und Fehlbelastungen. Die Schultergelenke können zudem nicht mehr zentriert werden.

Daher ist es bereits in Hinblick auf die Alltagsbewegungen unerlässlich, die Beweglichkeit und Rotationsfähigkeit der Brustwirbelsäule zu trainieren und zu erhalten.

Unbewegliche Hüftgelenke

Eine mangelnde Beweglichkeit der Hüftgelenke kann zu einer Überlastung und Fehlbelastung der Kniegelenke führen.

Gleichzeitig wird die Lendenwirbelsäule zu verstärkten Rotationsbewegungen gezwungen, für die sie nicht geeignet ist.

> ### Gegenanzeigen (Kontraindikationen)
>
> **Ganz generell kann es Kontraindikationen für das Training geben. Dies ist anzunehmen bei allen bakteriellen Entzündungen mit erhöhter Körpertemperatur, rheumatisch-entzündlichen Erkrankungen, bei akuten Schmerzzuständen des Bewegungsapparates oder der inneren Organe und in der Frühphase nach Operationen.**
>
> **In diesen Fällen wird vor Ausführung der Übungen eine fachärztliche Abklärung dringend empfohlen.**

4. Die Grundpositionen auf dem Pad

Stand

Generell steht bei jeder Übung im Stand die Stabilisation der Rumpf- und Tiefenmuskulatur im Vordergrund. Die Wahrnehmung und Ausrichtung der Füße wird im Stand ebenfalls intensiv trainiert. Übungen im Einbeinstand schulen den Gleichgewichtsinn noch intensiver und unterstützen die Stärkung der Fußgelenke.

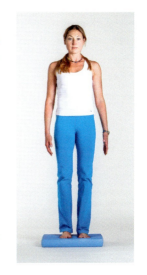

- Aktivieren des Längs- und Quergewölbes der Füße durch die Dreipunktbelastung: Ferse, Außenseite des Kleinzehenballens und Innenseite des Großzehenballens. Die Zehen sollten lang und entspannt abgelegt werden. Sobald die Zehenspitzen sich in die Unterlage „krallen" verliert sich die Spannung des Fußgewölbes.
- Den Bauchnabel nach innen und oben zur Wirbelsäule ziehen. Dadurch wird der querverlaufende Bauchmuskel (M. transversus abdominis) aktiviert, welcher die Lendenwirbelsäule stützt und gleichzeitig Stabilität verleiht.
- Ausrichtung der Knie in Richtung der Zehenspitzen sowie leichte Beugung zur Sicherung der muskulären Führung

- Leichte Aufrichtung des Beckens => Verringerung der natürlichen Kippung nach vorn
- Die axiale Länge der Wirbelsäule vergrößern bei gleichzeitiger Minderung der primären Krümmungen. Die neutrale Wirbelsäulenposition ist die doppelte S-Form.
- Anheben des Brustbeins
- Die Schulterblätter an den Körper anschmiegen und nach unten in Richtung des Beckens ziehen (Scapuladepression)

Kniestand

Im Vierfüßlerstand steht die Ausrichtung der Körperlängs- und -querachse im Vordergrund.

Die Wirbelsäule wird möglichst lang gestreckt, die primären Kurven (Halslordose, Brustkyphose und Lendenlordose) werden entsprechend abgeflacht und der Rücken waagerecht ausgerichtet. Dabei sollen die Schulterblätter an den Körper angelegt werden (=Aktivieren des Sägemuskels) und die Bauchdecke aktiv angespannt gehalten werden.

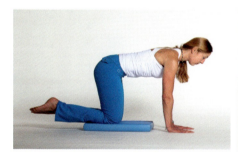 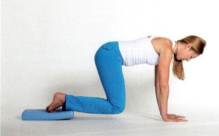

- Die Knie genau unterhalb der Hüftgelenke positionieren
- Die Handgelenke unterhalb der Schultern aufsetzen
- Eine lange Körperlinie vom Scheitel bis zum Steißbein erarbeiten
- Die Schulterblätter seitlich an den Körper anlegen, dabei bewusst die Rippenbögen schließen
- Den Bauchnabel nach innen und oben ziehen

- Die Handwurzeln entlasten, indem das Gewicht auf die Fingerkuppen und die Handkanten verteilt wird
- Das Becken parallel zum Boden ausrichten
- Die Füße können erschwerend vom Boden abgehoben werden

Bauchlage

Aus der Bauchlage heraus wird die Rücken- und Gesäßmuskulatur trainiert. Gleichzeitig werden die aufrichtenden Muskelketten aktiviert.
- Den Bauchnabel nach innen und oben ziehen mit dem Gefühl, ein „Luftpolster" unter dem Bauch zu haben
- Den Beckenboden aktivieren
- Die Schulterblätter in Richtung Hosenbund bzw. Gesäß ziehen
- Das Schambein im Kontakt zur Matte halten

Die Hebelwirkung kann durch die Position auf dem Pad verändert werden. Dabei spielen die Körpergröße sowie die individuelle Anatomie (Verhältnis vom Oberkörper zum Unterkörper) ebenfalls eine entscheidende Rolle.

Rückenlage

Die Rückenlage dient vor allem zum Training der Bauchmuskulatur und kann durch die Hebelwirkung des Pads besonders effektiv sein.

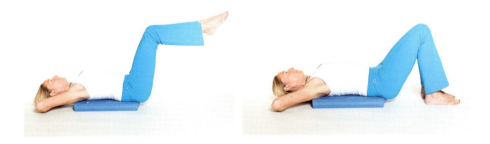

- Die Wirbelsäule in neutraler Position ausrichten, die Länge und Lordose in der Lendenwirbelsäule halten und kontrollieren
- Den Bauchnabel nach innen und oben ziehen
- Den Beckenboden aktivieren
- Stabilisation des Beckens, die Beckenknochen parallel zum Boden ausrichten
- Die Schulterblätter flach und weit auf die Unterlage ablegen bzw. erschwerend bei bestimmten Übungen nur die Schulterblattspitzen auf dem Pad abgelegt halten und den Kopf mit langer Halswirbelsäule abheben
- Die Beine können ausgestreckt, aufgestellt oder im 90°-Winkel angewinkelt werden. Bei rechtwinkliger Bein-Position ist zu beachten, dass sich die Knie genau über den Hüftgelenken befinden.

Die Hebelwirkung kann durch die Position auf dem Pad verändert werden.

Dabei spielt die Körpergröße sowie die eigene Anatomie (Verhältnis vom Oberkörper zum Unterkörper) ebenfalls eine wesentliche Rolle.

Seitlage

Die Übungen aus der Seitenlage stärken vor allem die Rumpfkraft.

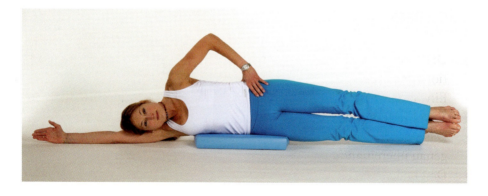

- Eine lange Linie im Körper suchen und parallel zum Pad bzw. Mattenrand ausrichten
- Das Becken senkrecht ausgerichtet halten, die Beckenknochen stehen genau übereinander
- Die Schultern sind genau senkrecht übereinander ausgerichtet
- Den Bauchnabel nach innen und oben ziehen (M. transversus abdominis aktiv halten)
- Die Rippenbögen schließen
- Die Schulterblätter aktiv zur Körpermitte ziehen

Die Hebelwirkung kann durch die Position auf dem Pad verändert werden.

Dabei spielt die Körpergröße sowie die eigene Anatomie (Verhältnis vom Oberkörper zum Unterkörper) eine entscheidende Rolle.

Seitstütz

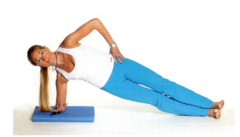
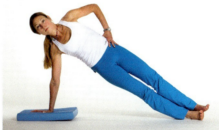

- Die Hand bzw. der Unterarm sollte genau unterhalb der Schulter positioniert werden
- Eine lange Diagonale im Körper erarbeiten und in einer Ebene parallel zum Mattenrand ausrichten
- Das Becken senkrecht ausgerichtet halten, die Beckenknochen stehen genau übereinander
- Den Bauchnabel nach innen und oben ziehen (M. transversus abdominis aktiv halten)
- Die Rippenbögen schließen

- Die Schulterblätter aktiv zur Körpermitte ziehen
- Die untere Körperseite hält die „Bogenspannung"

Bankstütz

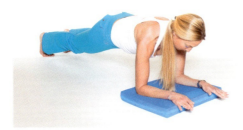

- Die Unterarme parallel zueinander oder mit geschlossenen Handflächen (etwas einfacher) genau unterhalb der Schultern positionieren
- Eine lange Diagonale vom Scheitel über Steißbein bis zu den Fersen erarbeiten
- Den Bauchnabel nach innen und oben ziehen (M. transversus abdominis aktiv halten)
- Die Rippenbögen schließen
- Die Schulterblätter aktiv zur Körpermitte ziehen

Brettposition = Ganzkörperstütz

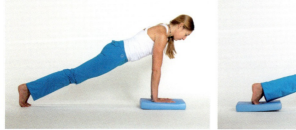 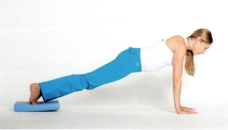

Mit den Handflächen auf dem Pad oder mit den Füßen auf dem Pad

5. Übungskatalog

Im Übungskatalog ist zu jeder Übung eine Angabe zu dem jeweiligen Übungsziel angeführt.

Die Anzahl der Sternchen kennzeichnet den Schwierigkeitsgrad der Übungen. Die Basisübungen haben ein Sternchen *, zwei Sternchen ** stehen für die etwas schwereren Übungen und die Übungen mit drei bzw. vier Sternchen ***/**** sind anspruchsvoll und für Fortgeschrittene bestimmt. Teilweise werden als Übungsbezeichnung die bekannten Begriffe aus dem Pilates-Training übernommen, um den Wiedererkennungseffekt zu verstärken.

Das angeführte Ziel der Übung weist auf den jeweiligen Schwerpunkt und Fokus hin. Die Übungserklärungen beschreiben die Ausführung und zuletzt werden ggf. Variationsmöglichkeiten gegeben.

Die Übungen sind nach den Positionen sortiert. Um das Gleichgewicht zu schulen, empfiehlt es sich, mit den Übungen im Stand zu beginnen. Die Beispiele in Bauch-, Seiten- und Rückenlage sind vorwiegend Kräftigungsübungen.

Die Auswahl der Übungen kann beliebig erfolgen. Wichtig ist dabei, ein muskuläres Gleichgewicht zu finden und zumindest alle Bewegungsrichtungen der Wirbelsäule abzudecken. Im letzten Kapitel finden sich einige Übungsprogramme, die nach bestimmten Schwerpunkten sortiert sind.

Basisübungen im Stand

Grundposition stehend erarbeiten*

Ziel der Übung:
Balance finden, Körperwahrnehmung und Ausrichtung in der Körperlängs- und Querachse

Übungsvorbereitung und Übungsausführung:
- Die Drei-Punkt-Belastung der Füße erspüren: Ferse, Kleinzehenballen, Großzehenballen,
- Leichte Beckenaufrichtung (Schambein zum Brustbein), Aufrichtung in der Körperachse, Schulterblätter in Richtung Hosenbund ziehen, Halswirbelsäule verlängern, Abstand der Schultern zu den Ohren vergrößern

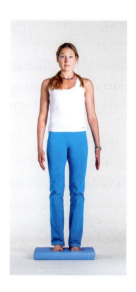

Variationen:
- Die Übung mit geschlossenen Augen ausführen und bewusst die Verwurzelung der Füße spüren
- Gewichtsverlagerung von der Ferse zur Zehenspitze und von den Innenkanten auf die Außenkanten der Füße
- Kreisende Bewegung über die Fußsohlen ausführen: Die Vorstellung, auf dem Ziffernblatt einer Uhr zu stehen und zunächst im Uhrzeigersinn von 1 Uhr bis 11 Uhr zu pendeln, bei 12 Uhr die Belastung der Großzehenballen wahrnehmen und eventuell bis zum Zehenstand anheben, danach gegen den Uhrzeigersinn zurückpendeln.

Nackenmobilisation

Seitneigung des Kopfes*

Ziel der Übung:
Dehnung der seitlichen Nackenmuskulatur

Übungsausführung:
Aus der Aufrichtung heraus den Kopf zur Seite neigen und dabei die Länge in der Halswirbelsäule erhalten. Das Kinn wird in Richtung der Kehle gezogen und das Ohrläppchen zur Decke gerichtet. Die gegenüberliegende Schulter kann zur Verstärkung nach unten gezogen werden.

Variation:
Die Übung mit geschlossenen Augen ausführen.

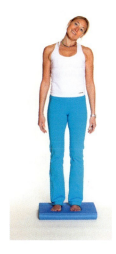

HWS-Rotation*

Ziel der Übung:
Mobilisation der Halswirbelsäule

Übungsausführung:
Aus der Aufrichtung heraus mit langer Halswirbelsäule den Kopf abwechselnd nach rechts und nach links wenden und den Blick folgen lassen.

Variation:
Die Übung mit geschlossenen Augen ausführen.

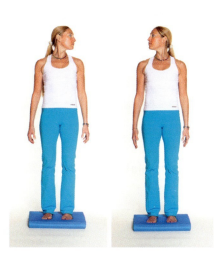

Fersenhub = Zehenstand*

Ziel der Übung:
Gleichgewichtsschulung, Vertrauen in die Balance aufbauen

Übungsausführung:
Aus der Aufrichtung heraus spiraldynamisch über die Außenseite des Kleinzehenballens auf die Innenseite des Großzehenballens aufrollen. Dabei bewusst die Streckung der Hüfte erarbeiten und das Kinn in Richtung der Kehle ziehen.

Variation:
Die Übung mit geschlossenen Augen ausführen.

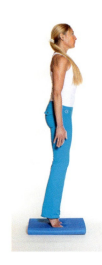

Mobilisation und Stabilisation des Schultergelenkes, Kräftigung des Schultergürtels im Stand

Armheben

Die Arme frontal nach oben heben *

Ziel der Übung:
Mobilisation der Schultern, Positionierung des Schulterblattes am Körper.

Übungsausführung:
Bevor der Arm angehoben wird, wird das Schulterblatt

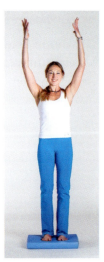

positioniert und am Körper stabilisiert. Die Arme lang ausstrecken und so weit, wie es gut möglich ist (ohne den Nacken zu verspannen!), über vorne nach oben führen.

Variationen:
- Heben und Senken des rechten und linken Armes im Wechsel
- Gleichzeitiges Heben beider Arme
- Armschere mit langen Armen = Schnelles Heben und Senken der Arme bei gleichzeitiger Stabilisation des Rumpfes

Die Arme seitlich bis zur Schulterlinie heben *

Ziel der Übung:
Kräftigung der seitlichen Schultermuskulatur, Organisation des Schultergürtels und Positionierung des Schulterblattes.

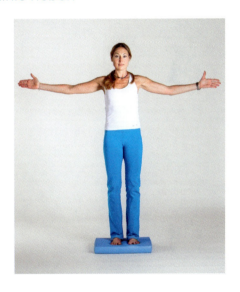

Übungsausführung:
Bevor die Arme angehoben werden, werden die Schulterblätter positioniert und am Körper stabilisiert. Die Arme nun lang gestreckt seitlich bis knapp unter die Schulterlinie zur Seite anheben und halten.

Öffnen und Schließen der Arme *

Übungsausführung:
Die Arme werden einatmend zur Seite und ausatmend zurück nach vorne geführt und dabei knapp unterhalb der Schulterlinie gehalten. Zusätzlich können – unterstützt durch die Atmung – zusammen mit der Armbewegung die Rippenbögen einatmend geweitet und ausatmend wieder aktiv geschlossen werden.

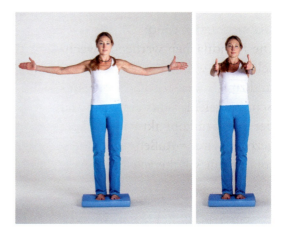

Variationen:
- Die Arme nach vorne heben, zur Seite führen und seitlich absenken. Anschließend seitlich anheben, nach vorne führen und danach absenken
- Kombination mit Anheben der Knie im Wechsel

Kräftigung der Rotatorenmanschette, Mobilisation des Schulterblattes und Verbesserung der Beweglichkeit im Schultergelenk

Ziel der folgenden Übungen:
Mobilisation des Schultergelenkes und Kräftigung der stabilisierenden Muskulatur der Schulter = Rotatorenmanschette

Innen-/Außenrotation der Arme *

Übungsausführung:
Die Handflächen werden abwechselnd oder wechselweise nach oben und zum Boden gedreht, wobei das Schultergelenk zentriert wird und der Oberarmkopf aktiv ins Gelenk gezogen wird (= Außen- und Innenrotation im Schultergelenk).

Variationen:
- Die Übung mit geschlossenen Augen ausführen

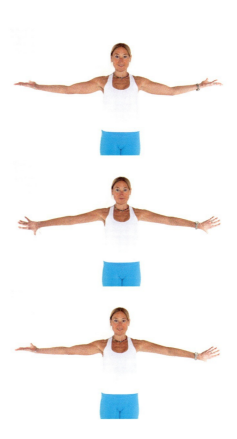

Kreisende Armbewegungen*

Übungsausführung:
- Die Arme werden lang vor dem Körper gehalten und gleichzeitig kleine und langsam ausgeführte Kreise beschrieben.
- mit der kontinuierlichen Kreisbewegung die Arme im ¼-Kreis seitlich öffnen und wieder zueinander führen

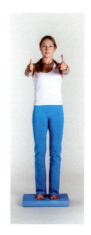

Heben und Senken des Schulterblattes *

Übungsausführung:
Aus der Grundposition im Stand wird ein Arm über Kopf geführt. Einatmend wird das Schulterblatt angehoben und ausatmend wieder gesenkt (=Elevation und Depression der Scapula).

Nach Absenken des Armes kann der Höhenunterschied der beiden Schulterblätter nachgespürt werden.

Variation:
- Die Übung mit geschlossenen Augen ausführen

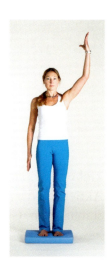

Marionettenarme = „Puppet Arms" *

Übungsausführung:
Im Wechsel wird ein Arm weiter nach vorne bewegt und wieder zurückgezogen.

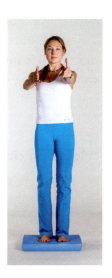

Stabilisation und bewusstes Ansteuern der gesamten Rumpfmuskulatur

Laufen auf dem Pad*

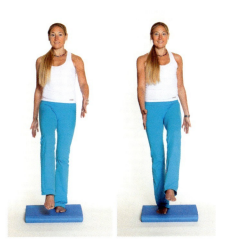

Ziel der Übung:
Aktivieren der Rumpfkraft, Beckenstabilisation, Gleichgewicht schulen, bewusste Wahrnehmung der Füße

Übungsausführung:
Aus der Grundposition im Stand werden die Füße im Wechsel vom Pad abgehoben. Der Rumpf bleibt so stabil wie möglich. Die Intensität kann beliebig durch Geschwindigkeit und Bewegungsumfang gesteigert werden.

Wichtig ist ein bewusstes Abrollen der Füße!

Seitschieben des Oberkörpers – Arme seitlich ausgestreckt *

Ziel der Übung:
Aktivieren der Rumpfkraft, Kräftigung der seitlichen Bauchmuskulatur, Stabilisation des Beckens

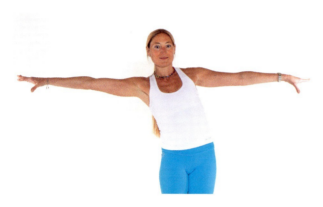

Übungsausführung:
Aus der Grundposition im Stand werden die Arme zur Seite geführt und knapp unterhalb der Schulterlinie gehalten. Die Handflächen sind entweder zum Boden oder zur Decke gerichtet. Die Körperseiten werden lang gestreckt und der Oberkörper abwechselnd nach rechts und nach links geschoben. Das Becken bleibt ruhig und fixiert, die Bewegung erfolgt ab der Taille aufwärts.

Variationen:
- Die Übung mit geschlossenen Augen ausführen
- Die Arme mit der Seitdehnung wechselweise in die Außen- und Innenrotation bewegen

Seitneigung / Flankendehnung*

Ziel der Übung:
Aktivieren der Rumpfkraft, Kräftigung der seitlichen Bauchmuskulatur und Dehnung der Flanken

Übungsausführung:
Aus der Grundposition im Stand einen Arm oder beide Arme über Kopf führen. Dabei die Körperachse lang halten und den Oberkörper zur Seite neigen (= Lateralflexion).
  Die obere Körperseite bleibt lang gestreckt, der Atem wird bewusst in die oberen Rippenbögen geschickt und dabei die Zwischenrippenmuskulatur geweitet.

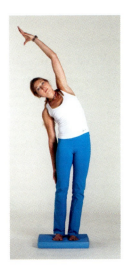

Seitneigung mit Beinabduktion **

Ziel der Übung:
Aktivieren der Rumpfkraft, Kräftigung der seitlichen Bauchmuskulatur sowie der Abduktoren

Übungsvorbereitung:
Aus der Grundposition im Stand einen Arm oder beide Arme über Kopf führen. Dabei die Körperachse lang halten und zur Seite neigen.

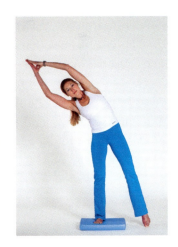

Übungsausführung:
Aus der Seitneigung wird die obere Körperseite angespannt und gleichzeitig das Spielbein abgespreizt.

Variation:
- Die Seitneigung halten und Beinkreise ausführen = Single Leg Circles

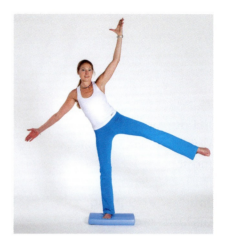

Die Knie im Wechsel heben und senken *

Ziel der Übung:
Aktivieren der Rumpfkraft, Beckenstabilisation, Gleichgewicht schulen

Übungsausführung:
Aus der Grundposition im Stand wird das Gewicht auf ein Bein verlagert und das andere Bein rechtwinklig abgehoben. Das Becken sollte sich dabei möglichst wenig bewegen, Beckenposition kontrollieren!
   Vor Abheben eines Beines wird die Standbeinseite abgesenkt und stabilisiert.

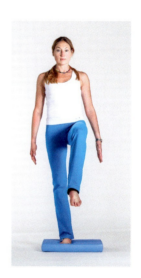

Variation:
- Die Beine können im Bewegungsfluss abwechselnd angehoben werden.
- Das abgehobene Bein kann im rechten Winkel gehalten werden und dazu können die Arme mit nach oben geführt und wieder gesenkt werden.

Knie heben und Oberkörperrotation – im Wechsel rechts / links **

Ziel der Übung:
Aktivieren der Rumpfkraft, Kräftigung der tiefen und schrägen Bauchmuskulatur

Übungsausführung:
Aus der Grundposition im Stand ein Bein im rechten Winkel abheben und dazu den Oberkörper drehen. Der Gegenarm wird dabei zum abgehobenen Knie nach vorne gerichtet (Kreuzgang-Prinzip). Die Körperachse lang und aufgerichtet halten, die Arme bleiben weit geöffnet und die Rotation erfolgt vorwiegend aus der Brustwirbelsäule.

Schwieriger ist es, die Rotation zeitgleich mit dem Anheben des Beines auszuführen.

Zur Vereinfachung kann zunächst das Bein angehoben werden und die Rotation zeitversetzt erfolgen.

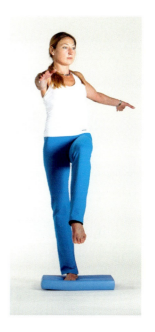

Stabilisation und kontrollierte Bewegungsabläufe, Kräftigung des Unterkörpers

Standard Kniebeugen*

Ziel der Übung:
Kräftigung der Bein- und Gesäßmuskulatur, Stärkung der Rückenmuskulatur

Übungsausführung:
Aus der Grundposition im Stand die Knie beugen und das Gewicht auf die Fersen verlagern. Dabei die Wirbelsäule strecken und die beiden Pole (Scheitel und Steißbein) möglichst weit voneinander entfernen. Die Beugung der Knie kann individuell erfolgen.
Wichtig ist, dass der gesamte Fuß und insbesondere die Ferse auf dem Pad verankert bleiben.

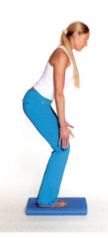

Kniebeuge und Fersenhub (= Zehenstand) im Wechsel**

Übungsausführung:
Aus der Grundposition im Stand die Knie beugen und anschließend langsam und kraftvoll in den Zehenstand mit Streckung der Körpervorderseite wechseln.

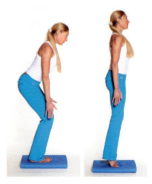

Mobilisation der Wirbelsäule aus der Kniebeuge*

Übungsausführung:
Die Handflächen werden auf den Oberschenkeln aufgestützt. Ausatmend wird der Bauchnabel fest nach innen gezogen und die Wirbelsäule gerundet, einatmend wird das Brustbein nach vorne geschoben und der Rücken lang gestreckt.

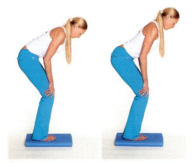

Kniebeuge mit Oberkörperrotation**

Übungsausführung:
Die Arme weit zur Seite öffnen und eine Rotation in der Brustwirbelsäule ausführen => Stärkung der tiefliegenden Bauch- und Rückenmuskulatur, Verbessern der Rotationsfähigkeit der Brustwirbelsäule

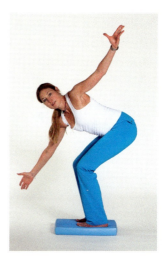

Kniebeuge mit gleichzeitiger Kräftigung der Schulter- und Rückenmuskulatur

Kniebeuge mit Seitheben der Arme*

Übungsausführung:
Die Arme zur Seite führen und gestreckt oder rechtwinklig gebeugt heben und senken

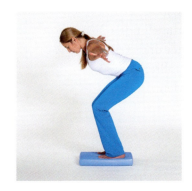

Kniebeuge mit Armschere*

Übungsausführung:
Beide Arme lang nach vorne führen und scheren => Gleichzeitige Stabilisation durch die tiefliegenden Muskelschichten erforderlich

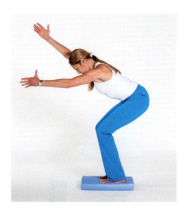

Kniebeuge mit Helikopter-Armen*

Übungsausführung:
Die Arme gestreckt neben dem Körper abwechselnd nach vorne und nach hinten führen.

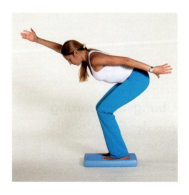

Kniebeuge mit Kreuzen der Arme über dem Rücken**

Übungsausführung:
Die Arme über den Rücken zurückführen, die Handflächen werden nach oben gerichtet und wechselweise überkreuzt. Die Arme sollten dabei möglichst lang gehalten werden.

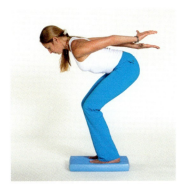

Beinabduktion zur Seite*

Ziel der Übung:
Kräftigung der stabilisierenden Hüftmuskulatur (= Abduktoren) bei gleichzeitiger Stabilisation durch die tiefliegenden Muskelschichten

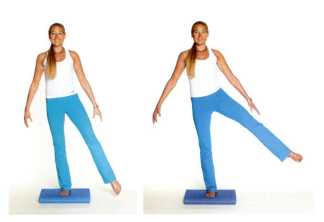

Übungsausführung:
Aus der Grundposition im Stand wird ein Bein zur Seite abgespreizt.
Der Oberkörper sollte möglichst vertikal ausgerichtet bleiben und die Bewegung ausschließlich aus der Gesäß- bzw. Hüftmuskulatur erfolgen. Die Hüftmuskulatur der Standbeinseite stabilisiert gleichzeitig.

Beinabduktion nach hinten*

Ziel der Übung:
Stabilisation durch Aktivität der tiefliegenden Muskelschichten, Kräftigung der Gesäßmuskulatur, Streckung der Hüfte bei gleichzeitiger Dehnung des Hüftbeugers

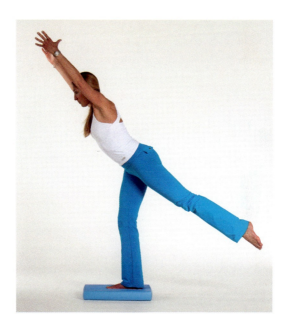

Übungsausführung:
Aus der Grundposition im Stand wird ein Bein nach hinten gestreckt und abduziert. Der Oberkörper sollte dabei möglichst aufrecht bleiben.

Mobilisation des Hüftgelenks durch Außen- und Innenrotation **

Ziel der Übung:
Stabilisation der Lendenwirbelsäule durch Aktivität der tiefliegenden Muskelschichten und gleichzeitige Mobilisation der Hüftgelenke

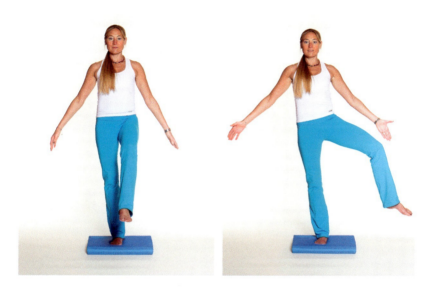

Übungsausführung:
Aus der Grundposition im Stand wird ein Bein im rechten Winkel abgehoben und anschließend das Knie nach außen und wieder zurückgeführt.

Variation:
- Die Arme können zeitgleich mit der Beinbewegung geöffnet und geschlossen werden.

Achter-Kreise im Hüftgelenk **

Ziel der Übung:
Stabilisation der Lendenwirbelsäule durch Aktivität der tiefliegenden Muskelschichten und gleichzeitige Mobilisation der Hüftgelenke

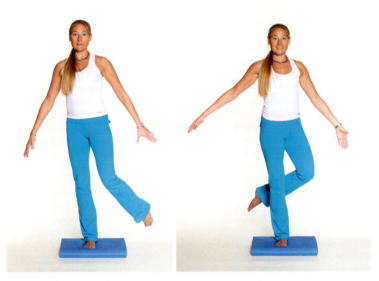

innenrotiert   außenrotiert

Übungsausführung:
Aus der Grundposition im Stand wird ein Bein abgehoben und leicht im Knie abgewinkelt. Anschließend wird das Knie in Richtung Boden abgesenkt und abwechselnd in einer Achterbewegung nach innen und nach außen geführt.

Variation:
- Die Arme können in Wellen mitbewegt werden
- Die Arme können ebenfalls in waagerechten Achter-Kreisen geführt werden

Standwaage **

Ziel der Übung:

Aktivieren der tiefliegenden Muskelschichten, Stärkung der Rumpfkraft, Kräftigung der Bauchmuskulatur

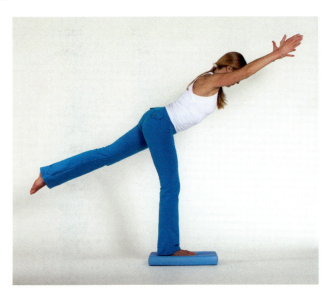

Übungsausführung:

Aus der Grundposition im Stand wird der Oberkörper nach vorne geneigt und ein Bein nach hinten zur Standwaage gehoben. Die Fingerspitzen der Hände sollten auf einer diagonalen Linie mit den Schultern, dem Becken und den Zehenspitzen gehalten werden.

Variationen:
- Runden und Strecken der Wirbelsäule aus der Standwaage **
Den Bauchnabel nach innen und oben ziehen, dabei die WBS runden und die Stirn in Richtung des Knies führen, anschließend wieder strecken.

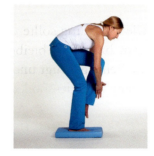

- Standwaage mit Armschere **
Die Standwaage halten und dazu die Arme scheren. Je schneller die Scherbewegung ist, umso mehr wird die Stabilisation der Tiefenmuskulatur erfordert.

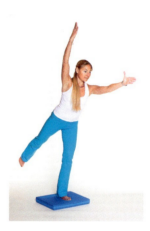

Ausfallschritte mit Variationen*/**

Ziel der Übung:
Aktivieren der Rumpfkraft, Kräftigung der Beinmuskulatur sowie Stärkung der seitlichen Bauchmuskulatur, bei der Variante „Oberkörperrotation"

Übungsausführung:
Aus der Grundposition im Stand wird ein Bein zurückgesetzt. Das vordere Bein bleibt auf dem Balance Pad.

Ausfallschritt mit aufgerichtetem Oberkörper *

Die Belastung sollte verstärkt auf dem vorderen Bein bzw. Fuß bleiben. Anschließend werden die Beine gebeugt und das hintere Knie kann bis knapp über den Boden geführt werden.

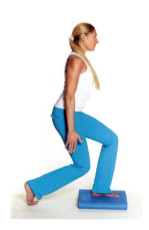

Ausfallschritt mit nach vorne gebeugtem Oberkörper *

Dabei sollte die Körperachse lang in einer Diagonale gehalten werden, so dass sich eine Achse vom Scheitel bis zur Ferse ergibt.

Variationen:
- Beugung und Streckung des vorderen Beines, die Belastung wird vorwiegend auf der vorderen Ferse gehalten.*
- Die Arme können lang über Kopf gestreckt werden und wechselweise die Handflächen vor dem Körper und hinter dem Körper geschlossen werden.**
- Eine Scherbewegung der Arme in Verlängerung der Körperlängsachse ausführen*.

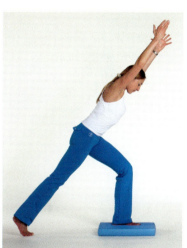

Ausfallschritte mit Oberkörperrotation **

Die Arme werden lang zur Seite ausgestreckt. Durch eine Rotation der Brustwirbelsäule bewegt sich ein Arm nach oben, der andere zum Standbein hin nach unten**.

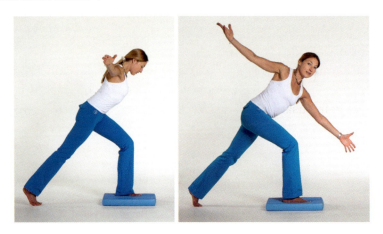

Beinbeugung = Hamstring Curl **

Ziel der Übung:
Aktivieren der Rumpfkraft, Kräftigung der Beinmuskulatur, insbesondere der Beinrückseite

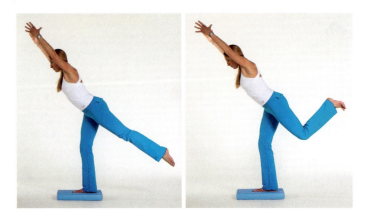

Übungsausführung:
Aus der Grundposition im Stand werden beide Arme über Kopf und ein Bein nach hinten geführt. Dabei soll die Körperachse in der Diagonale lang gestreckt bleiben. Die Fußspitze anziehen und durch die Beugung im Kniegelenk die Ferse in Richtung Gesäß führen.

Variationen:
- Fließender Bewegungsablauf: einatmend beugen, ausatmend strecken
- Als „Kicks" ausführen zur Aktivierung der Venenpumpe: Einatmend 2x Kick ran, ausatmend lang strecken

Side Kicks ***

Ziel der Übung:
Aktivieren der Rumpfkraft, Stabilisation der Wirbelsäule, Kräftigung der seitlichen Bein- und Gesäßmuskulatur, insbesondere der Abduktoren und Dehnung des Hüftbeugers

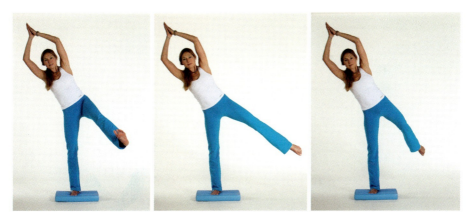

Übungsausführung:
Aus der Grundposition im Stand werden beide Arme über Kopf geführt und der Oberkörper zu einer Seite geneigt. Dabei bleibt die Körperach-

se lang und das Brustbein angehoben. Das „obere" Bein wird zur Seite abgespreizt und in einer kontrollierten Pendelbewegung vor- und zurückgeführt. Der Weg nach vorne erfolgt mit der Einatmung, die Ausatmung begleitet bei gleichzeitiger Anspannung des Beckenbodens die Streckung der Hüfte und des Beines bis zur Fußspitze.

Variation:
- Das Bein einatmend 2 x mit angezogener Fußspitze nach vorne kicken, danach ausatmend gestreckt und lang zurückführen ***

Beinkreise in Abduktion – Side Leg Circles ***

Ziel der Übung:
Aktivieren der Rumpfkraft, Stabilisation der Wirbelsäule (lumbale Stabilität), Kräftigung der seitlichen Bein- und Gesäßmuskulatur, insbesondere der Abduktoren, Dehnung der Hüftbeuger, Mobilisation der Hüftgelenke

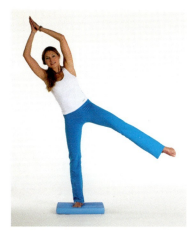

Übungsausführung:
Aus der Grundposition im Stand werden beide Arme über Kopf geführt, die Handflächen geschlossen und der Oberkörper zu einer Seite geneigt. Dabei bleibt die Körperachse lang und das Brustbein angehoben. Das „obere" Bein wird zur Seite abgespreizt und in einer kontrollierten Kreisbahn bewegt. Nach ca. 5 Kreisen kann die Richtung gewechselt werden. Der Weg nach vorne erfolgt mit der Einatmung, die Ausatmung begleitet bei gleichzeitiger Anspannung des Beckenbodens die Streckung der Hüfte und des Beines bis zur Fußspitze.

Das Becken bleibt ruhig und frontal ausgerichtet, der **Fokus** liegt auf der **Stabilisation des unteren Rückens (lumbale Stabilität).**

Weite Kniebeuge mit Variationen *

Ziel der Übung:
Stärkung der gesamten Beinmuskulatur inklusive der Beininnenseiten (Adduktoren), zusätzliche Kräftigung des Schultergürtels sowie der Bauch- und Rückenmuskulatur

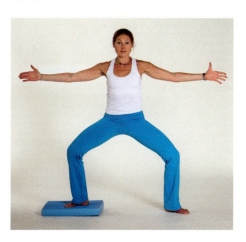

Übungsvorbereitung:
Aus der Grundposition im Stand wird ein Schritt zur Seite gesetzt. Ein Fuß verbleibt auf dem Balance Pad, der andere Fuß steht auf der Matte bzw. auf dem Boden. Die Knie werden gebeugt und sollten in Richtung der Zehen ausgerichtet sein.

Übungsausführung:
Die Beine werden langsam gebeugt und kraftvoll gestreckt. Das Körpergewicht wird auf beide Füße gleichmäßig verteilt und die leicht aufgerichtete Beckenposition kontrolliert.

Variationen:
- Tief bleiben und halten **
- Zusätzlich die Fersen abheben **

- Mit dem Beugen und Strecken der Beine oder in der gehaltenen Position die Arme im ¼-Kreis öffnen und schließen, dabei aber unterhalb der Schulterlinie bleiben **

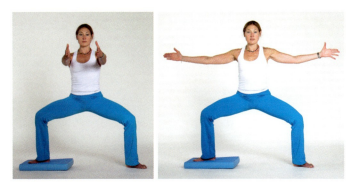

- Seitneigung des Oberkörpers aus der Streckung heraus nach rechts und links **

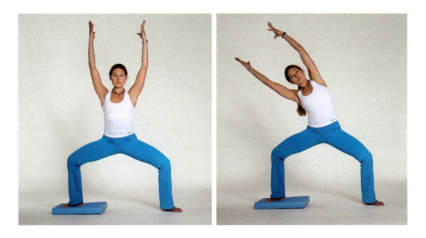

Kombinationsübungen **/***

Die Kombinationsübungen sind deutlich anspruchsvoller und somit für Fortgeschrittene vorgesehen, da sie jeweils mehrere Positionen und Ausrichtungsebenen umfassen. Entscheidend ist eine langsame und kontrollierte Ausführung, wodurch der Schwierigkeitsgrad noch gesteigert werden kann.

Weite Kniebeuge und Beinabduktion, optional mit Seitneigung ***

Ziel der Übung:
Aktivieren der Rumpfkraft, Kräftigung der Beinmuskulatur, Stabilisation der Fußgelenke, Stärkung der seitlichen Bauchmuskulatur und Dehnung der Flanken, Verbesserung der Koordination, Schulung des Gleichgewichtssinns

Übungsausführung:
Aus der Grundposition im Stand in die Kniebeuge gehen und dann kraftvoll vom Standbein auf dem Pad abdrücken und das Spielbein abduzieren. Dabei können die Arme über Kopf geführt werden. Den Körper in der Längsachse lang strecken und zur Seite neigen. Kontrolliert wieder den Fuß aufsetzen und in die Kniebeuge eintauchen und die Übung mehrmals auf jeder Seite wiederholen.

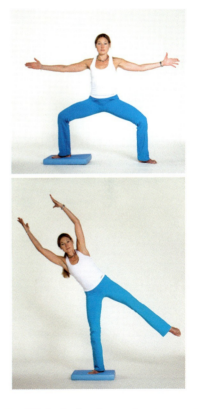

Abduktion – Standard-Kniebeuge – Abduktion – Wechsel **

Ziel der Übung:
Aktivieren der Rumpfkraft, Kräftigung der Bein-, Gesäß- und Hüftmuskulatur, Stabilisation der Fußgelenke, Verbesserung der Koordination, Schulung des Gleichgewichtssinns

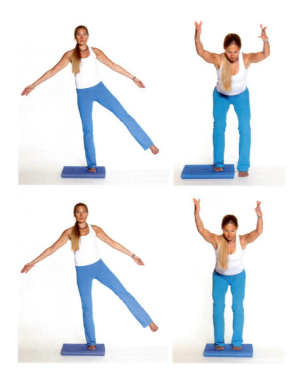

Übungsausführung:
Aus der Grundposition im Stand ein Bein seitlich abspreizen, den Fuß neben dem Pad aufsetzen und zur Kniebeuge im parallelen Stand absenken. Anschließend wieder kontrolliert und kraftvoll vom Standbein auf dem Pad abdrücken und das Spielbein abduzieren. Danach erfolgt ein Bein- und Seitenwechsel. Die Arme können über Kopf bzw. nach vorne geführt werden.

Ausfallschritt und Kniebeuge im Wechsel **

Ziel der Übung:

Aktivieren der Rumpfkraft, Kräftigung der Bein- und Gesäßmuskulatur, Stabilisation der Fußgelenke, Schulung der Koordination und des Gleichgewichtssinns

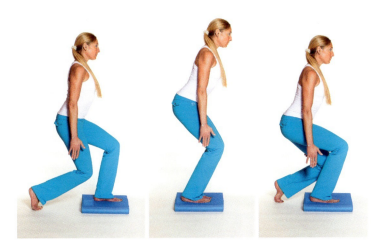

Übungsausführung:

Aus der Grundposition im Stand wird im Wechsel das rechte und linke Bein nach hinten zum Ausfallschritt aufgesetzt und nach einer Kniebeuge auf dem Pad erfolgt ein Beinwechsel.

Diese Übung kann in der Dynamik und Intensität beliebig gesteigert werden.

Abduktion nach hinten – Ausfallschritt – Abduktion – Beinwechsel **

Ziel der Übung:
Aktivieren der Rumpfkraft, Kräftigung der Bein- und Gesäßmuskulatur, Stabilisation der Fußgelenke, Schulung der Koordination und des Gleichgewichtssinns

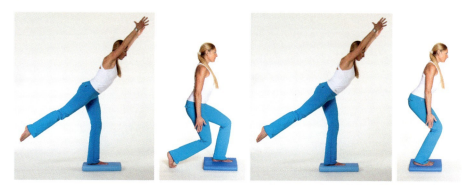

Übungsausführung:
Aus der Grundposition im Stand wird ein Bein nach hinten bis zur Hüftstreckung angehoben und der Fuß hinter dem Pad zum Ausfallschritt aufgesetzt. Es erfolgt ein kontrolliertes Absenken durch Beugung der Knie und danach übernimmt das Standbein auf dem Pad den kraftvollen Abdruck zum Einbeinstand und das Spielbein wird erneut nach hinten abduziert und dann mit einer Kniebeuge auf dem Pad aufgesetzt und die Übungsfolge auf der anderen Seite wiederholt. Die Arme können dabei bewegungsbegleitend mit der Abduktion nach vorne geführt werden.

Vom Ausfallschritt zum Einbeinstand mit Rotation der Brustwirbelsäule ***

Ziel der Übung:
Stärkung der Bein- und Rumpfkraft, Kräftigung der schrägen Bauchmuskulatur, Verbesserung der Rotationsfähigkeit in der Brustwirbelsäule, Verbesserung der Koordination, Schulung des Gleichgewichtssinns, Stabilisation der Fußgelenke

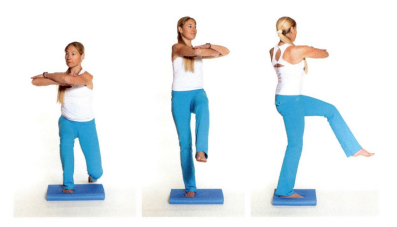

Übungsausführung:
Aus der Grundposition im Stand ein Bein nach hinten zum Ausfallschritt aufsetzen und gleichzeitig den Oberkörper zum vorderen Bein drehen. Anschließend kraftvoll aus dem Standbein vom Pad abdrücken und das hintere Bein (=Spielbein) abheben. Das Spielbein wird im 90°-Winkel nach vorne geführt und der Oberkörper rotiert diesmal zum Spielbein.

Die Arme können dabei weit zur Seite geöffnet werden.

Erschwerend können die Unterarme übereinander geschlossen werden und das entstehende „Arm-Rechteck" sollte auch während der Rotation erhalten bleiben.

Der Bewegungsablauf kann mehrfach auf einer Seite wiederholt werden, bevor ein Seitenwechsel erfolgt.

Kniestand – Ausfallschritt – Standwaage – Einbeinstand mit Rotation ***

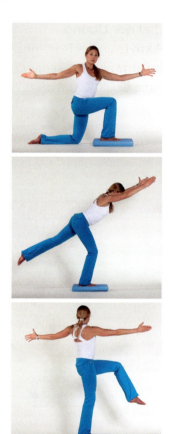

Ziel der Übung:
Stärkung der Bein- und Rumpfkraft, Kräftigung der schrägen Bauchmuskulatur, Verbesserung der Rotationsfähigkeit in der Brustwirbelsäule, Verbesserung der Koordination, Schulung des Gleichgewichtssinns, Stabilisation der Fußgelenke

Übungsausführung:
Aus der Grundposition im Stand wird ein Bein weit nach hinten gesetzt und zum Kniestand ablegt. Die Arme sind zur Seite geöffnet und der Oberkörper wird zum gebeugten Standbein rotiert. Anschließend werden die Arme lang nach vorne geführt und durch kraftvollen Abdruck aus dem Standbein das freie Bein in die Abduktion nach hinten gehoben. Das Spielbein wird nun im 90°-Winkel nach vorne geführt und der Oberkörper rotiert diesmal zum Spielbein. Anschließend kann der Bewegungsablauf wiederholt werden oder ein Seitenwechsel erfolgen.

Kniestand – Seitneigung – Abduktion – Standwaage ***

Ziel der Übung:
Aktivieren der Bein- und Rumpfkraft, Kräftigung der seitlichen Bauchmuskulatur und Dehnung der Flanken, Stabilisation der Fußgelenke, Verbesserung der Koordination, Schulung des Gleichgewichtssinns

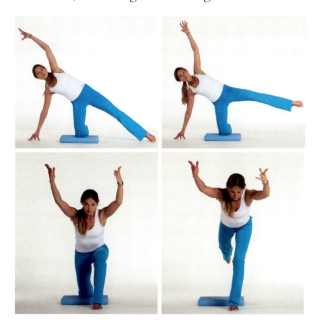

Übungsausführung:
Aus dem Kniestand mit einem Knie auf dem Pad, einer langen Körperlängsachse und einem weit zur Seite geführten Spielbein wird zunächst eine Abduktion ausgeführt und das Bein abgehoben. Anschließend wird das Spielbein vor dem Pad aufgesetzt und belastet. Mit einer kontrollierten Gewichtsverlagerung wird das vordere Bein langsam gestreckt und dabei das hintere Bein in eine Abduktion nach hinten geführt und abgehoben. Die Körperachse bleibt wieder lang und die Streckung sollte vom Scheitel bis zur Fußspitze erfolgen. Die Arme können nach vorne gestreckt werden.

Übungen im Kniestand

Armschere im Kniestand *

Ziel der Übung:
Aktivieren der Rumpfkraft, Kräftigung der Tiefenmuskulatur und der gesamten Bauchmuskulatur

Übungsausführung:
Aus der Grundposition im hüftgelenksbreiten Kniestand – mit beiden Knien auf dem Pad – die Arme lang neben dem Körper ausstrecken und in eine Scherbewegung führen.

Variation:
- Erschwerend kann der Hebel vergrößert werden und die „Armschere" über Kopf ausgeführt werden.

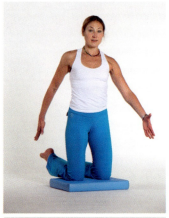

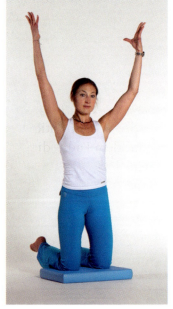

Oberkörperrotation aus dem Kniestand *

Ziel der Übung:
Aktivieren der Rumpfkraft, Kräftigung der Tiefenmuskulatur und der gesamten Bauchmuskulatur

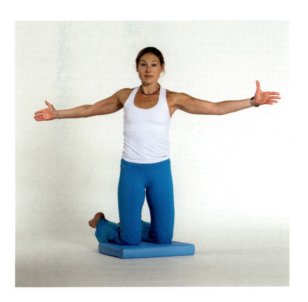

Übungsausführung:
Aus der Grundposition im hüftgelenksbreiten Kniestand – mit beiden Knien auf dem Pad – die Arme zur Seite ausgestreckt und den Oberkörper in eine langsame und kontrollierte Rotationsbewegung führen. Die Füße können abgelegt bleiben oder erschwerend vom Boden abgehoben werden.

Bärengriff mit schneller Oberkörperrotation **

Ziel der Übung:
Aktivieren der Rumpfkraft, Kräftigung der Tiefenmuskulatur und der gesamten Bauchmuskulatur

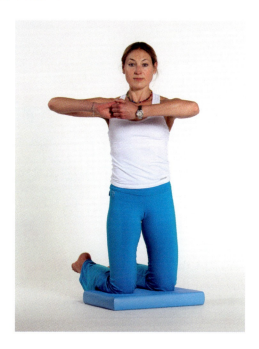

Übungsausführung:
Aus der Grundposition im hüftgelenksbreiten Kniestand – mit beiden Knien auf dem Pad – die Hände ineinandergreifen. Dabei die Ellenbogen weit nach außen richten und den Zug der Hände aufbauen. Der Oberkörper wird zunächst mit langsamen Bewegungen in die Rotation geführt. Die Geschwindigkeit kann mit der Stabilität des Rumpfes erhöht werden. Nach ca. 30-45 Sek. die Hände anders herum ineinandergreifen lassen.

Variation:
- Erschwerend können die Füße vom Boden gelöst werden.

Beinabduktion aus dem Kniestand **

Ziel der Übung:
Aktivieren der Rumpfkraft und Tiefenmuskulatur, Kräftigung der Hüft- und Gesäßmuskulatur

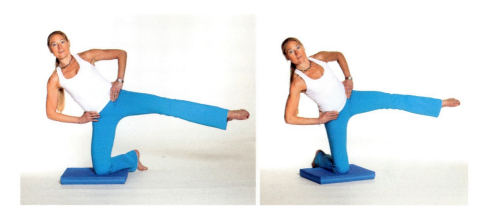

Übungsausführung:
Ein Knie wird auf dem Pad abgelegt, das andere Bein zur Seite ausgestreckt und mit der Fußspitze auf dem Boden aufgesetzt. Durch die Gesäßmuskulatur wird das ausgestreckte Bein abduziert und dabei der Oberkörper durch die Rumpfkraft stabilisiert. Die seitliche Ausweichbewegung im Oberkörper sollte möglichst gering sein.

Übungen im Vierfüßler-Stand = Hohe Bank-Position

Mit den Knien auf dem Pad

Grundposition im Kniestand:
Die Hände werden genau unterhalb der Schultern aufgesetzt, die Knie unterhalb der Hüftgelenke. Anschließend wird die Ausrichtung der Längs- und Querachsen vorgenommen.

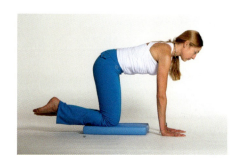

Diagonales Arm- und Beinheben */**

Ziel der Übung:
Aktivieren der Rumpfkraft, Streckung der Körperlängsachse, Stabilisation der Lendenwirbelsäule, Erspüren der neutralen Position der Wirbelsäule, Kräftigung der Tiefenmuskulatur von Bauch und Rücken, Kräftigung der Gesäßmuskulatur bei Streckung der Hüfte

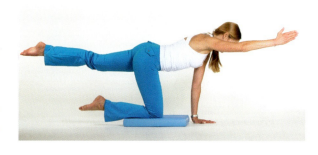

Übungsausführung:

Aus dem Vierfüßler-Stand wird ein Arm nach vorne gestreckt und dazu das Gegenbein zurückgeführt. Die Finger- und Fußspitze sollten möglichst weit voneinander entfernt werden. Der untere Rücken wird dabei stabilisiert und die neutrale Position der Wirbelsäule gehalten.

Arm und Bein werden ausatmend angehoben und einatmend wieder gesenkt.

Die Fußspitze des knienden Beines kann zur Steigerung der Intensität vom Boden abgehoben werden oder mit dem Fußrücken am Boden abgelegt werden.

Variationen:

- Seitliche Abduktion: Diagonal abgehoben können der Arm und das Bein zur Seite geführt werden. Wichtig sind weiterhin die Stabilisation der Lendenwirbelsäule sowie die Ausrichtung des Beckens parallel zum Boden.

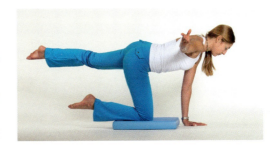

- Oberkörperrotation: Der Fuß kann leicht auf dem Boden abgestützt werden und der obere Arm führt die Rotation des Oberkörpers an. Besondere Beachtung gilt der unteren Schulter und dem Schulterblatt, die fixiert am Rumpf bleiben müssen.

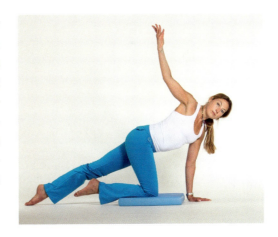

Seitliche Stabhaltung = Abheben von Arm und Bein auf der gleichen Körperseite ***

Als Steigerung zum diagonalen Abheben, können auf der gleichen Seite das Bein und der Arm abgehoben und in die Öffnung geführt werden.

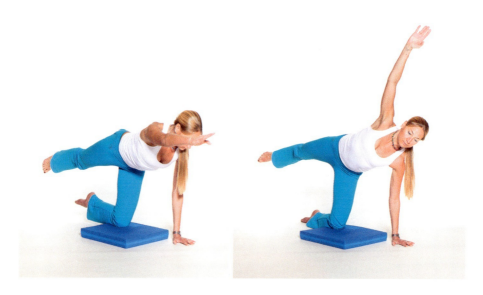

Ziel der Übung:
Aktivieren der Rumpfkraft, Schulung des Gleichgewichtssinns und Stärkung der Tiefenmuskulatur

Übungsausführung:
Aus dem Vierfüßler-Stand wird ein Arm nach vorne gestreckt und dazu das Bein der gleichen Körperseite zurückgeführt und abgehoben. Der Fußrücken des knienden Beines wird dabei fest am Boden gehalten. Anschließend kann eine Öffnung der Körperseite erfolgen und das Becken senkrecht nach oben ausgerichtet werden.

Mit den Füßen auf dem Pad

Tischposition im Stütz **

Ziel der Übung:
Kräftigung des Schultergürtels, Trainieren der Stützkraft, Stärkung der Rumpfkraft sowie der gesamten Bauch- und Rückenmuskulatur

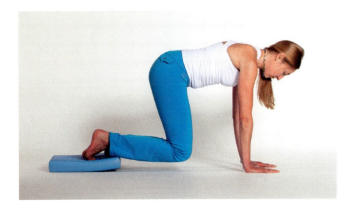

Übungsausführung:
Die Grundposition im Vierfüßler-Stand einnehmen, dabei die Füße auf dem Pad abstützen und die Handflächen weit aufgefächert unterhalb der Schultern positionieren. Die Körperachse wird lang gehalten und insbesondere der untere Rücken aktiv über die Bauchkraft stabilisiert. Anschließend werden beide Knie aus dem Stütz abgehoben und knapp über dem Boden schwebend gehalten (Weiterhin die Streckung und Länge der Wirbelsäule kontrollieren!)

Variationen:
- Die Knie fest zusammendrücken und von Seite zu Seite pendeln

- Bei abgehobenen Knien zusätzlich ein Bein lang nach hinten strecken und die Körperlängsachse verlängern

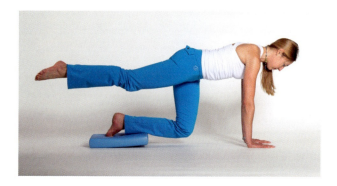

Flexion und Extension der Wirbelsäule aus der Tischposition **

Ziel der Übung:
Aktivieren der Stützkraft und Stärkung der gesamten Rumpfmuskulatur, Mobilisation der Wirbelsäule, Kräftigung der Handgelenke

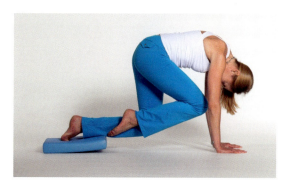

Übungsausführung:
Runden und Strecken der Wirbelsäule mit abgehobenen Knien und einem vom Pad gelösten Bein, dabei Kopf und Knie ausatmend zueinander und die Wirbelsäule in die Rundung führen und einatmend wieder strecken.

Tischposition mit den Händen auf dem Pad **

Ziel der Übung:
Aktivieren der Stützkraft und Stärkung der gesamten Rumpfmuskulatur, Kräftigung der Handgelenke, Stabilisation des Schultergürtels

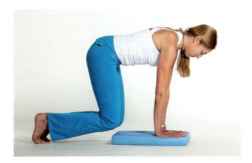

Übungsausführung:
Für die Grundposition im Vierfüßlerstand werden bei dieser Übung die Hände unterhalb der Schultern auf dem Pad aufgesetzt. Die Knie befinden sich senkrecht unterhalb der Hüftgelenke.

Die Körperachse wird lang gehalten und insbesondere der untere Rücken aktiv über die Bauchkraft stabilisiert. Anschließend werden beide Knie aus dem Stütz abgehoben und schwebend gehalten (Weiterhin die Streckung und Länge der Wirbelsäule kontrollieren!)

Alternative bei empfindlichen Handgelenken:
Die Beugung der Handgelenke kann verringert werden, indem die Handwurzeln auf der Kante des Balance Pads abgelegt werden und die Finger über das Pad hinausragen.

Variationen:
- Die Knie fest zusammendrücken und von Seite zu Seite pendeln
- Bei abgehobenen Knien zusätzlich ein Bein lang nach hinten strecken und die Körperlängsachse verlängern.

Übungen im Unterarmstütz = Bankstütz

Ziele der Stützübungen:
Aktivieren der Stützkraft und Kräftigung der gesamten Rumpfmuskulatur, Stabilisation des Schultergürtels, Wahrnehmung der Körperausrichtung in Längs- und Querachse

Grundposition im Bankstütz halten **

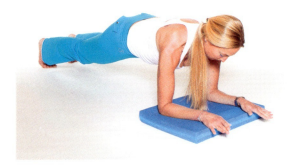

Die Ellenbogen werden unterhalb der Schultergelenke positioniert. Die Unterarme können parallel zueinander ausgerichtet sein oder die Handflächen werden zur Vereinfachung geschlossen.

Die Wirbelsäule ist in einer langen Diagonale ausgerichtet. Keinesfalls sollte der untere Rücken durchhängen!

Bankstütz mit Beinabduktion nach oben ***

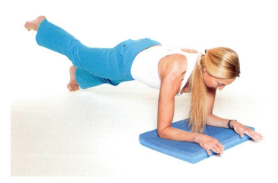

Aus der Grundposition wird wechselweise ein Bein nach hinten/oben abduziert. Besonders zu beachten ist weiterhin die waagerechte Ausrichtung des Beckens.

Bankstütz mit Beinabduktion zur Seite ***

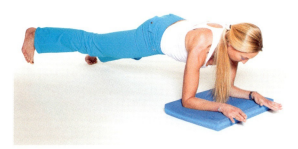

Aus der Grundposition wird wechselweise ein Bein zur Seite abduziert. Besonders zu beachten ist weiterhin die waagerechte Ausrichtung des Beckens.

Seitliches Beinanziehen (=Spiderman)****

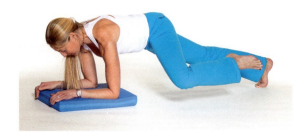

Aus der Grundposition wird wechselweise ein Bein seitlich abduziert und das gebeugte Knie in Richtung der gleichseitigen Schulter gezogen.

Besonders zu beachten ist weiterhin die waagerechte Ausrichtung des Beckens. Keinesfalls sollte es zu einer unkontrollierten Verdrehung im Bereich der Lendenwirbelsäule kommen!

Stützende Positionen mit halbem Hebel = Knie auf dem Pad abgelegt

Liegestütz schmal **

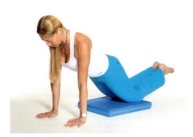

Ziel der Übung:
Aktivieren der gesamten Rumpf- und Stützmuskulatur, Stabilisation des Schultergürtels und zusätzliche Kräftigung der Muskulatur der Armrückseiten

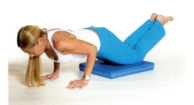

Übungsausführung:
Die Hände werden unterhalb der Schultern aufgesetzt. Aus der Diagonalen heraus werden die Arme gebeugt und die Ellenbogen in Richtung der Körpermitte gezogen. Dabei sollten der Rumpf und die Schulterblätter stabilisiert werden und der Nacken lang und entspannt bleiben. Der Oberkörper bleibt in einer langen Achse ausgerichtet. Das Kinn wird leicht in Richtung der Kehle gezogen und die Halswirbelsäule möglichst lang gestreckt, jedoch nicht überstreckt.

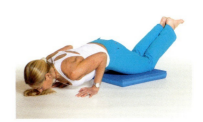

Liegestütz breit *

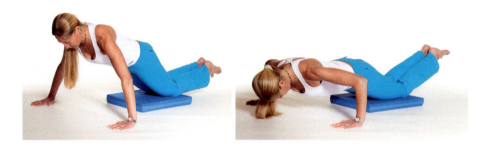

Ziel der Übung:
Aktivieren der gesamten Rumpf- und Stützmuskulatur, Stabilisation des Schultergürtels und zusätzliche Kräftigung der Brustmuskulatur

Übungsausführung:
Die Hände werden so neben den Schultern aufgesetzt, dass bei gebeugten Ellenbogen die Ober- und Unterarme etwa in einem rechten Winkel zueinanderstehen. Die Arme werden mit der Einatmung gebeugt und mit der Ausatmung wieder gestreckt. Dabei sollten der Rumpf und die Schulterblätter stabilisiert werden und der Nacken lang und entspannt bleiben. Der Oberkörper bleibt in einer langen Achse ausgerichtet. Das Kinn wird leicht in Richtung der Kehle gezogen und die Halswirbelsäule möglichst lang gestreckt, jedoch nicht überstreckt.

Ganzkörperstütz = Brettposition **/***

> Mit den Händen auf dem Pad

Stabilisation im Ganzkörperstütz **

Ziel der Übung:
Aktivieren der Rumpfkraft, Stärkung und Stabilisierung der Handgelenke, Kräftigung der Bauch-, Schulter- und Rückenmuskulatur

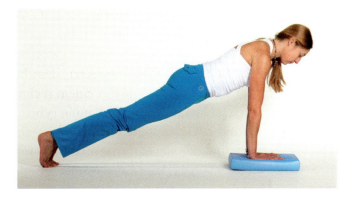

Übungsausführung:
Die Handflächen werden unterhalb der Schultern auf dem Pad positioniert, die Schulterblätter in Richtung Hosenbund gezogen und die Körperlängsachse lang gehalten. Die Rippenbögen werden in den Stützhaltungen bewusst geschlossen und die Bauchkraft aktiviert.

Beinheben aus dem Ganzkörperstütz = „Leg Pull Prone/Front" ***

Ein Bein wird lang gestreckt nach oben abgehoben. Die waagerechte Beckenposition und die Länge im unteren Rücken dabei kontrollieren!

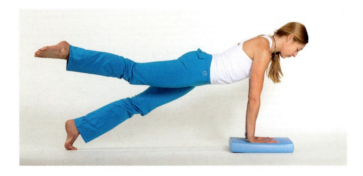

Liegestützposition – mit eng zum Oberkörper gezogenen Ellenbogen ***

Aus dem Ganzkörperstütz werden die Ellenbogen gebeugt und gleichzeitig eng an den Oberkörper gezogen. **Der Stabilisation der Schulter ist besondere Beachtung zu schenken.**

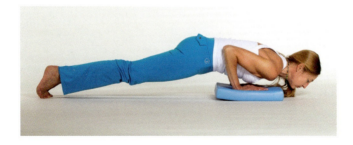

Diese Position kann als Übergang zur Bauchlage eingebaut werden.

Streckung der Wirbelsäule = Extension **:

Aus dem Ganzkörperstütz wird der Oberkörper mit lang gehaltener Körperachse auf das Pad abgelegt. Die Schultern sind möglichst weit entfernt von den Ohren. Die Ellenbogen werden eng zum Oberkörper gezogen und zueinander gerichtet.

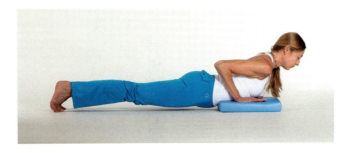

Extension und Hebelvergrößerung ***

Der Abstand der Hände und Füße wird vergrößert, was eine erhebliche Steigerung in der Rumpfkraft erfordert.
Wichtig: Die zentrierte Position des Schultergelenks kontrollieren!!

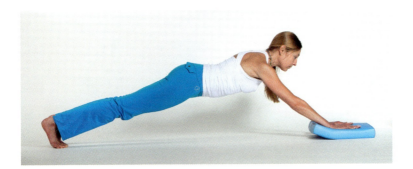

Mit den Füßen auf dem Pad

Stabilisation im Ganzkörperstütz **

Ziel der Übung:
Aktivieren der Rumpfkraft, Kräftigung der gesamten Bauch- und Rückenmuskulatur, Stärkung und Stabilisation des Schultergürtels sowie der Handgelenke

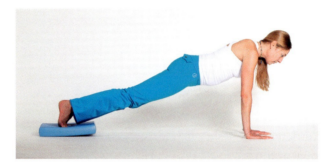

Übungsausführung:
Die Hände genau unterhalb der Schultern platzieren, die Fersen über die Zehenspitzen ziehen. Die Schulterblätter seitlich an den Körper anlegen und die Kraft in der Körpermitte halten.

Extension und Hebelverlängerung ***

Die Hebelwirkung wird aus dem Ganzkörperstütz vergrößert, indem man mit den Händen nach vorne wandert und den Abstand zu den Füßen erhöht.

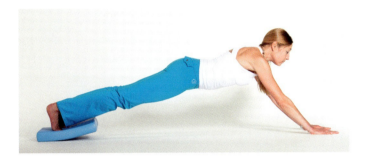

Klassischer Liegestütz mit Stabilisation der Schulter **

Die Hände werden etwas mehr als schulterbreit aufgesetzt. Die Ellenbogen werden gebeugt und nach außen ausgerichtet. Ziel ist es, die Ausrichtung der Körperlängsachse zu erhalten und den Körper bis zur Waagerechten abzusenken und in voller Länge wieder zurück zur Diagonalen zu führen.

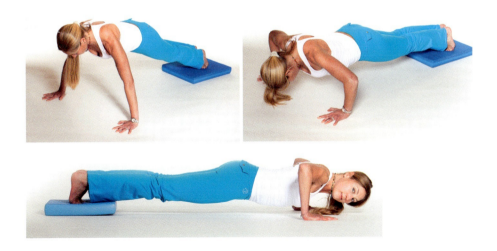

Beinheben im Wechsel = Leg Pull Prone / Front ***

Das Becken bleibt dabei stabil, die Rumpfkraft ist aktiv und die Schulterblätter werden an den Rumpf angelegt und in Richtung Körpermitte gezogen. Ziel ist die Hüfte des abgehobenen Beines zu strecken.

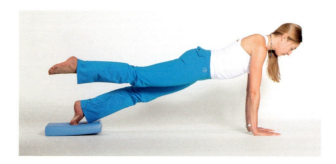

Runden und Strecken der Wirbelsäule aus dem Ganzkörperstütz ***

Jeweils im Wechsel wird ein Knie mit der Stirn zueinander geführt.

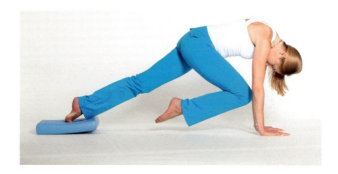

Vom Ganzkörperstütz zum Seitstütz ***:

Eine Hand wird vom Boden gelöst und zur Decke gestreckt. Das eigene Körpergewicht wird mit der Rumpfkraft gehalten und die Belastung der Stützhand sollte möglichst gering sein. Zugleich wird eine aktive Stabilisation der Schulter integriert.

Die Übung kann langsam und kontrolliert, wechselweise auf der rechten und linken Seite ausgeführt werden. Dazwischen wird jeweils der Ganzkörperstütz integriert. Die Ausrichtung der Körperlängs- und -querachse muss stetig kontrolliert werden.

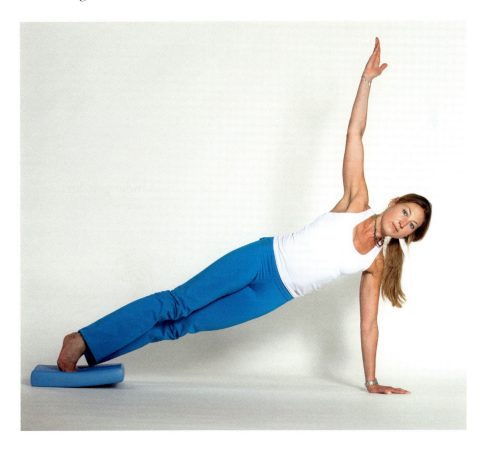

Seitstütz auf dem Unterarm**

Ziel der Übung:
Stabilisation der Schulter, Stärkung der gesamten Rumpfmuskulatur

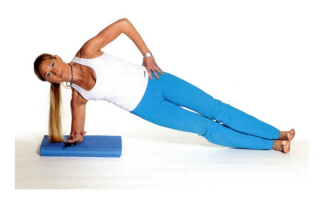

Seitstütz mit Beinabduktion***

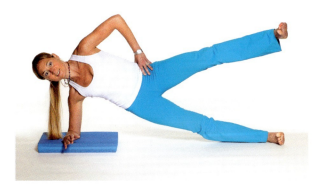

Seitstütz auf der Handfläche***

Ziel der Übung:
Stabilisation der Schulter, Stärkung der gesamten Rumpfmuskulatur und intensive Wahrnehmung der Körperausrichtung

Übungsausführung:
Seitstütz mit der Hand auf dem Pad abgestützt, die andere Hand kann zum Beckenkamm geführt werden. Die Fußaußenkante und die kleine Zehe sollten aktiv in den Boden gedrückt werden, um den Außenknöchel zu entlasten.

Diese Position kann rein statisch gehalten werden. Zusätzlich ist ein Beckenheben und -senken – in langsamen Bewegungen – ausführbar.

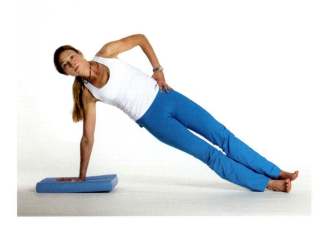

Der „Baum im Seitstütz" ****

Aus dem Seitstütz wird das obere Bein angewinkelt und auf das untere gesetzt, der obere Arm kann zusätzlich nach oben abspreizt werden. Wichtig ist, die Stabilisation der stützenden (unteren) Körperseite zu kontrollieren und das Schultergelenk zentriert zu halten.

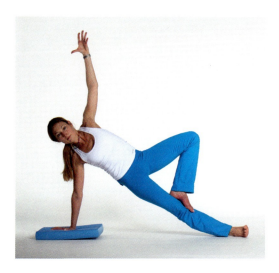

Side Twist ****

Der „Side Twist" ist eine Abfolge für Fortgeschrittene in mehreren Positionen, welche sämtliche Bewegungsrichtungen der Wirbelsäule integriert.

Er umfasst den Seitstütz, die Lateralflexion, die Rotation, den Seitstütz mit axialer Länge, eine V-Position mit Streckung der Wirbelsäule und zusätzlicher Öffnung der Brustwirbelsäule, die Brettposition und führt über den Seitstütz zurück zur Ausgangsposition und zum möglichen Seitenwechsel.

Im Seitstütz wird der stützende Arm exakt unterhalb der Schulter positioniert und das Schultergelenk muskulär stabil und zentriert gehalten. Die Körperlängsachse ist in einer langen Diagonalen ausgerichtet.

Die Lateralflexion wird mit gekreuzten Beinen ausgeführt. Dabei wird das obere Bein nach vorne gekreuzt und der obere Arm lang über Kopf und am Ohr vorbeigeführt.

Das Becken wird mit der Seitneigung etwas weiter angehoben und die obere Körperseite intensiv gedehnt.

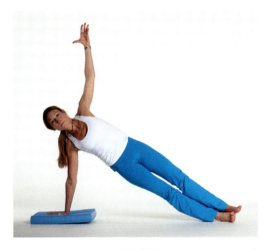

Seitstütz

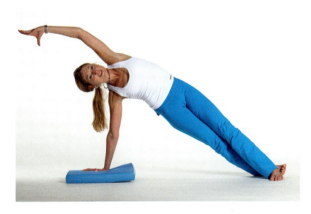

Lateralflexion

Nach der Lateralflexion folgt eine Rotation des Oberkörpers. Der obere Arm wird dabei unter dem stützenden Arm durchgeführt und die Sitzbeinhöcker werden in Richtung der Decke geschoben. Die Füße stehen für die Rotation nebeneinander.

Aus der Rotation kann eine Dehnung der Brustwirbelsäule in einer „V"-Position eingefügt werden.

Zum Abschluss erfolgt wieder ein Seitstütz, diesmal mit Fokus auf die axiale Länge, bevor das Becken abgesenkt wird und ein Seitenwechsel erfolgt oder die Übungsserie wiederholt werden kann.

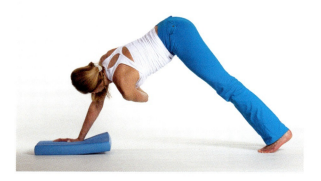

Rotation

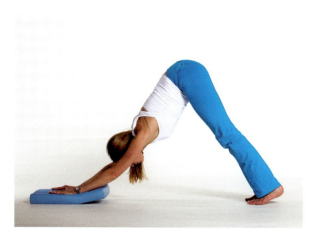

V-Position mit Öffnung der Brustwirbelsäule

Übungen aus der Bauchlage

In der Bauchlage kann die Intensität der Übungen durch die gewählte Position auf dem Pad und die damit verbundene Hebelwirkung stark beeinflusst werden. Je weiter der Oberkörper über das Pad hinausragt, umso intensiver wirken sich die Übungen auf den oberen Rücken aus. Wird der Unterkörper tiefer auf dem Pad abgelegt, so dass die Beine weiter über das Pad hinausragen, verstärkt sich die Intensität für Gesäß und Beine. Dabei spielen natürlich auch die Körpergröße sowie die eigene Anatomie eine „tragende" Rolle.

Der gewählte Hebel darf keinesfalls so groß sein, dass die Kontrolle bei der Übungsausführung verloren geht oder gar Schmerzen im unteren Rücken auftreten. Dies wäre ein Hinweis für eine Überlastung!

Bei Personen über 1,90 m Körpergröße empfiehlt es sich, die Auflagefläche, z. B. durch eine zusammengerollte Decke zu vergrößern.

Rückenstrecker = Wirbelsäulenextension mit verkürztem Hebel*

Ziel der Übung:
Kräftigung der Rücken- und Gesäßmuskulatur

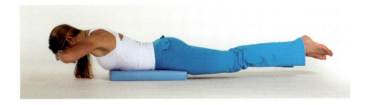

Übungsausführung:
Die Bauchdecke sollte bereits zu Übungsbeginn bewusst nach innen gezogen werden, um den Schutz und die Stabilität im unteren Rücken zu bewahren, und gleichzeitig werden die Körperrückseite aktiviert und der

Oberkörper sowie die Beine abgehoben. Die Körperachse sollte möglichst lang gehalten werden und die Knie bleiben gestreckt.

Der Hebel kann auch individuell gewählt werden!
Vereinfacht werden die Arme abgewinkelt, die Hände übereinandergelegt und die Stirn darauf abgelegt. Dabei sollte der Nacken entspannt bleiben und das Gewicht des Kopfes an die Hände abgegeben werden.

Wirbelsäulenextension mit verlängertem Hebel **

Intensiver ist die Ausführung mit verlängertem Hebel und lang ausgestreckten Armen. Die Arme werden schulterbreit neben dem Kopf positioniert und die Länge der Halswirbelsäule bleibt erhalten.

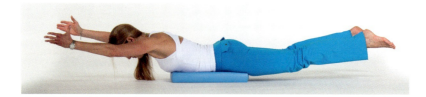

Abduktion und Adduktion *

Ziel der Übung:
Kräftigung der Rücken-, Gesäß- und Hüftmuskulatur sowie der Ab- und Adduktoren

Übungsausführung:
Die Stirn wird auf den Handrücken abgelegt und anschließend werden der Oberkörper und die Beine vom Boden abgehoben und gehalten. Die Füße

werden nach außen ausgerichtet und beide Beine werden geöffnet und wieder geschlossen. Dabei sind die Fußspitzen aktiv zum Körper gezogen.

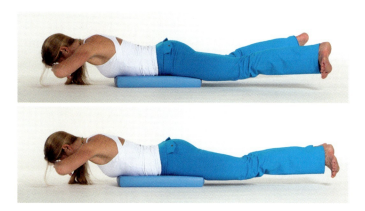

Fersentrommel **

Ziel der Übung:
Kräftigung der Rücken-, Gesäß- und Hüftmuskulatur sowie der Ab- und Adduktoren

Übungsausführung:
Schnelle Abduktion und Adduktion der Beine. Die Füße sind nach außen gedreht, die Fersen trommeln zueinander. Alternativ kann die Übung vereinfacht mit abgelegtem Oberkörper ausgeführt werden, die Handrücken bleiben unter der Stirn.

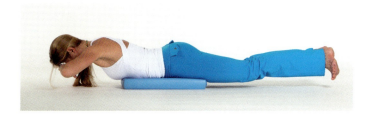

Diagonales Arm- und Beinheben => Swimming **

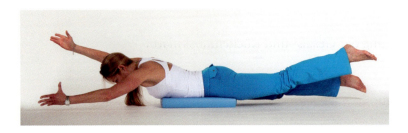

Maximale Länge von den Fingerspitzen bis zu den Zehenspitzen! Die Ellenbogen und Knie sind möglichst gestreckt.

Ziel der Übung:
Kräftigung der Rücken- und Gesäßmuskulatur

Übungsausführung:
Aus der Bauchlage heraus wird zunächst ein Arm und dazu das Gegenbein von der Unterlage abgehoben und nach dem Ablegen wird die Seite gewechselt und der andere Arm mit dem Gegenbein abgehoben.
Um die Intensität zu erhöhen, können die Arme und Beine schwebend über dem Boden gehalten werden und die Grundspannung erhalten bleiben.

Oberkörperrotation mit diagonalem Beinheben **

Ziel der Übung:
Kräftigung der Gesäß- und Rückenmuskulatur

Übungsausführung:
Die Handflächen werden übereinandergelegt und die Ellenbogen sind nach außen gerichtet. Die Stirn wird auf die Handrücken abgelegt. Nach Aktivieren der Körpermitte werden die Beine und der Oberkörper von der Unterlage abgehoben. Mit Anheben des rechten Beines wird das linke Schulterblatt angehoben und danach die Seite gewechselt.

Wichtig ist, dass die Halswirbelsäule lang und entspannt bleibt und die Drehung ausschließlich in der Brustwirbelsäule erfolgt.

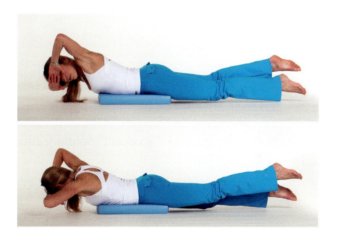

Armkreise *

Ziel der Übung:
Stärkung der Muskulatur der Körperrückseite, Kräftigung des Schultergürtels und Verbesserung der Beweglichkeit im Schultergelenk

Übungsausführung:
Aus der Bauchlage werden die Arme und Beine angehoben und gestreckt. Die langen Arme werden von vorne über die Seite bis zu den Beinen zurückgeführt und danach wieder zurück nach vorne. Dabei können die Handflächen jeweils vor dem Kopf und über dem Rücken geschlossen werden.

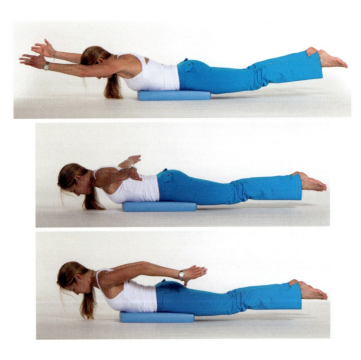

Helikopter mit gestreckten Armen **

Ziel der Übung:
Stärkung der Muskulatur der Körperrückseite, Kräftigung des Schultergürtels und Verbesserung der Beweglichkeit im Schultergelenk

Übungsausführung:
Aus der Bauchlage auf dem Pad werden die Körpermitte aktiviert und sowohl der Oberkörper mit gestreckten Armen als auch beide Beine abgehoben. Zunächst wird ein Arm zurückgeführt. Während der Arm wieder nach vorne geführt wird, wird der andere Arm nach hinten bewegt und so fortgefahren. Die Handflächen führen stets die Bewegung der Arme an.

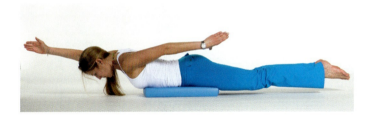

Brustkorböffnung und Schulterdehnung *

Ziel der Übung:
Kräftigung der Rückenmuskulatur, Öffnung der Brustwirbelsäule und Dehnung der Brustmuskulatur

Übungsausführung:
Aus der Bauchlage werden die Arme und der Oberkörper abgehoben. Die Arme werden lang über den Rücken geführt, sofern möglich, alle Finger ineinander verschränkt und die Hände geschlossen. Die Halswirbelsäule sollte dabei lang bleiben und nicht überstreckt werden!

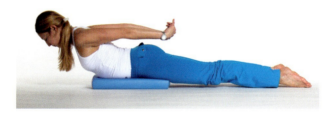

Optional können zusätzlich die Beine gestreckt abgehoben werden!

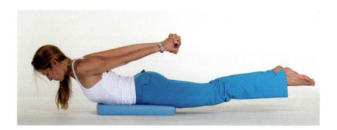

Kicks aus der Bauchlage **

Ziel der Übung:
Stärkung der Gesäßmuskulatur und Oberschenkelrückseite, aktive Dehnung der Oberschenkelvorderseite bei gleichzeitiger Streckung der Hüfte

Übungsausführung:
Abgelegt in Bauchlage auf dem Pad werden die Arme verschränkt und die Stirn auf den Handrücken abgelegt. Anschließend wird ein Bein gestreckt abgehoben und wechselweise im Knie gebeugt und wieder lang gestreckt.

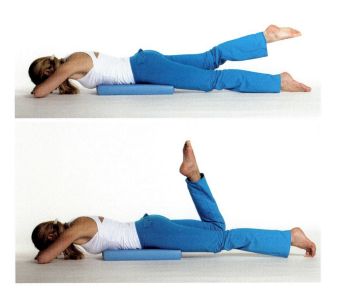

Übungen in Seitlage

In der Seitlage kann die Intensität der Übungen durch die gewählte Position auf dem Pad und die damit verbundene Hebelwirkung stark beeinflusst werden. Je weiter die Beine über das Pad hinausragen, umso intensiver sind die Übungen für den Unterkörper. Dabei spielt natürlich auch die Körpergröße sowie die eigene Anatomie eine „tragende" Rolle.

Der gewählte Hebel darf keinesfalls so groß sein, dass die Kontrolle bei der Übungsausführung verloren geht oder gar Schmerzen im unteren Rücken auftreten.

Abduktion und Adduktion *

Ziel der Übung:
Stärkung der Rumpfkraft, Kräftigung der seitlichen Bauchmuskulatur sowie der Beinaußen- und Beininnenseiten

Übungsausführung:
Der Körper wird parallel zum Pad ausgerichtet. Die Schultern und die Beckenknochen sollten genau übereinanderstehen. Nach Anspannung der Körpermitte werden beide Beine geschlossen abgehoben. Nach Möglichkeit bleibt die obere Hand am Beckenkamm und die aktive Körpermitte stabilisiert den Rumpf. Eine fließende Atmung erleichtert die kontrollierte Bewegung der Beine.

Variationen:
- Beide Beine geschlossen anheben

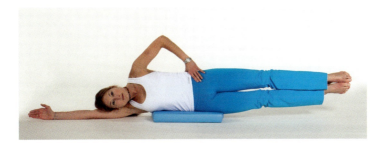

- Nur das obere Bein in die Abduktion führen, das untere Bein sollte abgehoben bleiben!

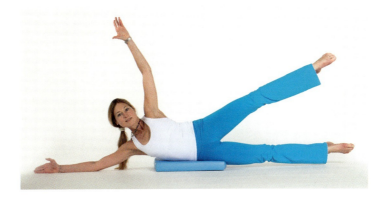

- Nur das untere Bein adduzieren und zum abgehobenen oberen Bein führen

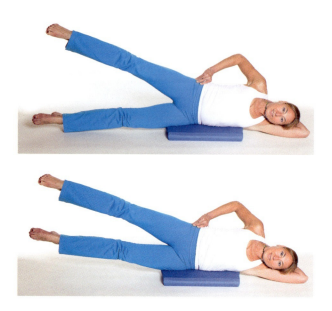

Beinschere *

Das Becken bleibt stabil und senkrecht ausgerichtet.

Ziel der Übung:
Aktivieren der Rumpfkraft und der Tiefenmuskulatur, Kräftigung der Gesäß- und Hüftmuskulatur

Übungsausführung:
Die Beine werden in eine Scherbewegung geführt und dabei lang und gestreckt gehalten.

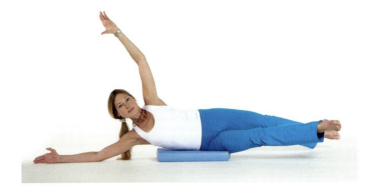

Fersentrommel **

Ziel der Übung:
Stärkung der Rumpf- und Hüftmuskulatur, Kräftigung der Oberschenkelaußen- und -innenseite

Übungsausführung:
Die Fußspitzen werden aktiv in pulsierenden Bewegungen zueinander geführt. Die Beine sollten dabei möglichst gestreckt und nach außen rotiert bleiben.

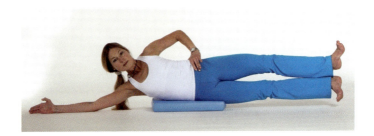

Übungen im Sitzen

Stabilisation mit leichter Rückneige = Liegestuhl *

Ziel der Übung:
Stärkung der Rumpfmuskulatur, Kräftigung der geraden Bauchmuskulatur

Übungsausführung:
Sitzend auf dem Pad wird die Wirbelsäule gestreckt und der Oberkörper nach Möglichkeit leicht diagonal nach hinten geneigt. Besondere Beachtung ist der Länge der Halswirbelsäule zu schenken. Das Kinn wird leicht in Richtung der Kehle gezogen und der Scheitel als längster Punkt in die Diagonale integriert.

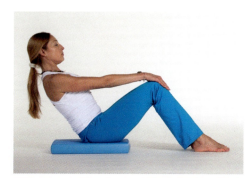

Oberkörperrotation mit aufgestellten Beinen *

Ziel der Übung:
Aktivieren der Rumpfkraft, Kräftigung der schrägen und tiefliegenden Bauchmuskulatur

Übungsausführung:
Sitzend auf dem Pad werden die Beine etwa im 90°-Winkel abgewinkelt und die Füße aufgestellt. Die Handflächen werden auf Höhe des Brustbeins gefasst und die Ellenbogen sind nach außen gerichtet. Die Rota-

tionsbewegung erfolgt ausschließlich in der Brustwirbelsäule. Das Becken bleibt stabil und die Sitzbeinhöcker sollten auf dem Pad wahrgenommen werden.

Je weiter der Oberkörper in die Diagonale geneigt wird, umso intensiver ist die Übungsausführung.

Wichtig ist, dass die Daumen stets vor dem Brustbein bleiben und die Bewegung aus Rumpf und Brustwirbelsäule, nicht aus den Schultern kommt.

Obliques Roll Back – schräge Bauchmuskulatur **

Ziel der Übung:
Aktivieren der Rumpfkraft, Kräftigung der schrägen und seitlichen Bauchmuskulatur

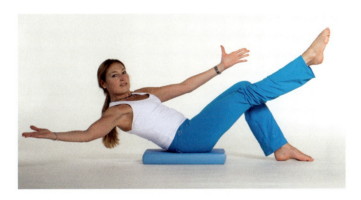

Übungsausführung:
Aus dem Sitzen heraus erfolgt ein Einrollen hinter die Sitzbeinhöcker und der Oberkörper wird zeitgleich leicht nach hinten geneigt und zu einer Seite geöffnet. Dabei kann das Bein der gleichen Körperseite nach vorne ausgestreckt werden und gleichzeitig wird der Arm lang zurückgeführt. Schwungfrei wird der Oberkörper über die Bauchkraft wieder aufgerichtet und die Übung zur anderen Seite wiederholt.

Toe Taps aus dem Schwebesitz **

Ziel der Übung:
Kräftigung der tiefliegenden, geraden und schrägen Bauchmuskulatur

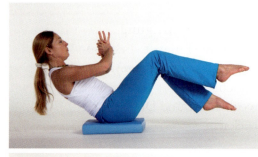

Übungsausführung:
Aus dem Sitzen auf dem Pad wird der Oberkörper leicht nach hinten geneigt und beide Füße vom Boden zum Schwebesitz abgehoben. Der Rumpf bleibt aktiv und möglichst stabil. Im Wechsel wird eine Fußspitze ausatmend abgesenkt, tippt kurz den Boden an und wird wieder kontrolliert zurückgeführt. Anschließend erfolgt das Antippen mit dem anderen Fuß.

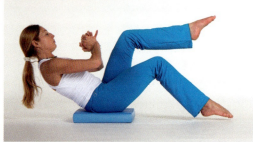

Variation:
- Toe Taps mit Oberkörperrotation: Während eine Fußspitze den Boden berührt, wird der Oberkörper zum gegenüberliegenden Knie gedreht.

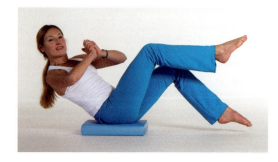

Die „Boot" – Position mit Variationen **

Ziel der Übung:
Intensive Kräftigung der gesamten Bauchmuskulatur, insbesondere der tiefliegenden und geraden Muskelschichten sowie Verbesserung der Beweglichkeit und Dehnung der Körperrückseite

Übungsausführung:
Aus dem Sitzen werden der Oberkörper geringfügig nach hinten geneigt und beide Unterschenkel parallel zum Boden ausgerichtet. Zunächst können die Beinrückseiten gefasst werden.

Variation:
- Die Beine werden gebeugt und parallel zum Boden gehalten
- Streckung der Beine in die Diagonale
- Fassen der Beine oder Füße und optionale Streckung

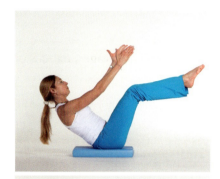

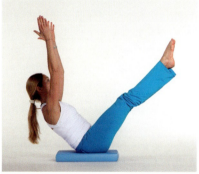

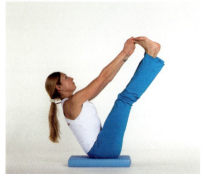

Wirbelsäulenstreckung, -drehung und Wirbelsäulendehnung aus dem Langsitz *

Ziel der Übungen:
Bewusstes Ansteuern und Aufrichtung der Wirbelsäule, Verbesserung der Beweglichkeit der Wirbelsäule, Dehnung der rückwärtigen Muskelgruppen, Aktivieren der Rumpfkraft

Wirbelsäulenstreckung und -drehung = Spine Twist *

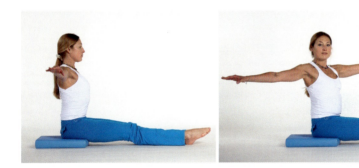

Übungsausführung:
Aus der Grundposition im Langsitz wird durch die Rumpfmuskulatur eine axiale Verlängerung der Wirbelsäule erarbeitet und aus der Länge heraus eine Drehung nach rechts und links eingeleitet. Die Arme bleiben dabei weit zur Seite gestreckt und die Drehung erfolgt ausschließlich aus der Brustwirbelsäule.

Nach Möglichkeit wird diese Übung mit gestreckten Beinen ausgeführt, was durch das erhöhte Sitzen auf dem Pad vereinfacht wird. Bei Bedarf können die Beine durchaus auch gebeugt werden. Der Fokus liegt auf der Streckung der Wirbelsäule.

Wirbelsäulendehnung = Spine Stretch *

Übungsausführung:
Aus dem Langsitz auf dem Pad sitzend wird zunächst axiale Länge in der Wirbelsäule erarbeitet. Ausatmend wird die Bauchdecke „ausgehöhlt", die WBS gerundet und danach in die Vorbeuge verlängert. Die Streckung und Aufrichtung erfolgt während der Einatmung mit langer Wirbelsäule. Das Brustbein schiebt nach vorne in die Aufrichtung.

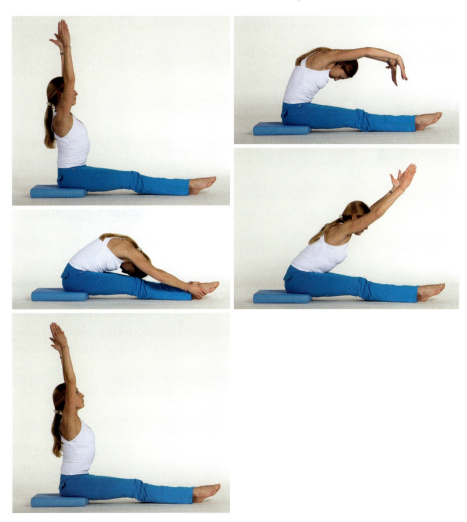

Die „Säge" = Streckung, Drehung, Rundung und Dehnung der Wirbelsäule **

Übungsausführung:
Zunächst wird die Länge in der Wirbelsäule erarbeitet, danach erfolgt ausatmend die Rotation und anschließend die Flexion (Rundung). Dabei kann bei entsprechender Rotationsfähigkeit die Fingerspitze des kleinen Fingers am Gegenfuß vorbeigeführt werden. Der vordere Arm ist außenrotiert, der hintere innenrotiert.

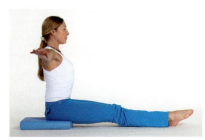
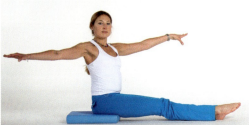
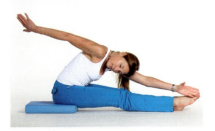

Segmentales Auf- und Abrollen der Wirbelsäule = Roll up and down**

Ziel der Übung:
Kräftigung der gesamten Bauchmuskulatur und Verbessern der Beweglichkeit der Wirbelsäule

Übungsausführung:
Aus der Grundposition im Sitzen wird das Becken aufgerichtet, das Schambein aktiv zum Brustbein gezogen und die Bauchdecke ausgehöhlt. Ausatmend wird der Oberkörper langsam und kontrolliert Wirbel für Wirbel auf die Unterlage abgerollt, bis die Schulterblätter den Untergrund berühren. Die Arme werden seitlich neben dem Körper geführt und die Schultern bewusst nach hinten unten in die Körpermitte gezogen.

Auf dem Pad sitzend

Mit aufgestellten Beinen

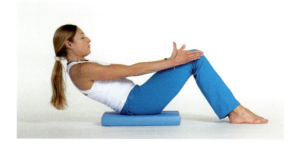

Auf- und Abrollen („Roll up and down") mit lang ausgestreckten Beinen:

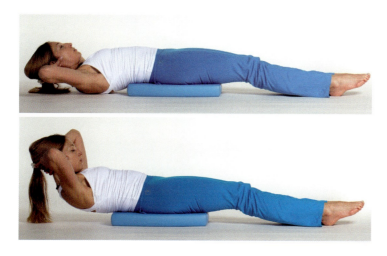

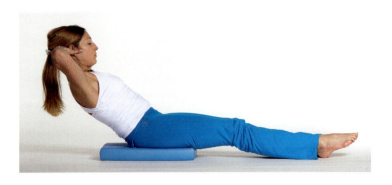

Vor dem Pad sitzend

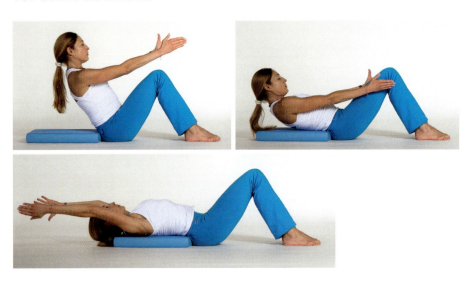

Übungen aus der Rückenlage

Für die Übungen in Rückenlage gilt ebenfalls die individuelle Auswahl des Hebels. Die Intensität der Übungen kann durch die gewählte Position auf dem Pad erheblich beeinflusst werden. Je weiter der Oberkörper über das Pad hinausragt, umso intensiver wirken sich die Übungen auf die oberen Anteile der Bauchmuskulatur aus. Bei Übungen, die vorwiegend die unteren Anteile der Bauchmuskulatur ansprechen sollen, empfiehlt sich eine Position am unteren Rand vom Pad. Beim Beckenheben aus der Rückenlage darf das Becken allein durch die Bauchkraft über die Kante des Pads gehoben werden. Bei allen Übungen spielt natürlich auch die Körpergröße sowie die eigene Anatomie eine Rolle.

Der gewählte Hebel darf keinesfalls so groß sein, dass die Kontrolle bei der Übungsausführung verloren geht oder gar Schmerzen im unteren Rücken auftreten. Dies wäre ein Hinweis für eine Überlastung!

Crunch gerade * (Wahlweise mit vergrößertem Hebel durch die Lage auf dem Pad)

Ziel der Übung:
Intensive Kräftigung der geraden und tiefliegenden Bauchmuskulatur

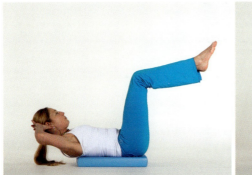
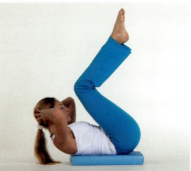

Übungsausführung:
Der Hinterkopf sollte schwer auf den Handflächen ruhen, die Ellenbogen sind weit nach außen gerichtet und der mittlere und untere Rücken werden auf das Pad abgelegt. Die Hebelwirkung sollte so gewählt werden, dass sich der Kopf, der Nacken, die Schulterblätter und der obere Rücken aus eigener Kraft vom Boden abheben lassen und dabei keinesfalls Schmerzen im unteren Rücken auftreten. Die Beine werden im rechten Winkel gehalten. Die Knie befinden sich zu Beginn der Übung genau über den Hüftgelenken.

Durch Aktivieren der Bauchmuskulatur werden sowohl der Oberkörper als auch das Becken etwas angehoben und die Bauchdecke gleichzeitig ausgehöhlt. Die Knie und die Stirn nähern sich an, wobei die Halswirbelsäule möglichst lang und entspannt gehalten wird und zwischen Kinn und Brustbein etwa ein faustgroßer Abstand verbleibt.

Crunch diagonal **

Durch die Lage auf dem Pad kann der Hebel individuell vergrößert werden.

Ziel der Übung:
Intensive Stärkung der geraden und tiefliegenden Bauchmuskulatur sowie zusätzliche Kräftigung der schrägen Bauchmuskeln.

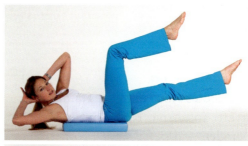

Übungsausführung:
Der Hinterkopf sollte schwer auf den Handflächen ruhen, die Ellenbogen werden weit nach außen gerichtet und der mittlere und untere Rücken werden auf das Pad abgelegt.

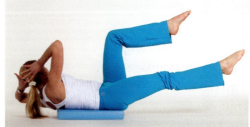

Die Hebelwirkung sollte so gewählt werden, dass sich der Kopf, Nacken, die Schulterblätter und der obere Rücken aus eigener Kraft vom Boden abheben lassen und dabei keinesfalls Schmerzen im unteren Rücken auftreten.

Beide Beine werden in der Ausgangsposition zunächst im rechten Winkel gehalten. Die Knie befinden sich zu Beginn der Übung genau über den Hüftgelenken.

Durch Aktivieren der Bauchmuskulatur werden sowohl der Oberkörper als auch das Becken etwas angehoben und die Bauchdecke gleichzeitig ausgehöhlt.

Während ein Schulterblatt angehoben wird und der Ellenbogen der gleichen Seite nach oben gerichtet wird, kann das gleichseitige Bein lang nach vorne gestreckt werden. Danach rotiert der Oberkörper zurück zur Ausgangsstellung und die Ellenbogen bleiben möglichst weit geöffnet. Nun wird das andere Schulterblatt abgehoben und optional das gleichseitige Bein nach vorne ausgestreckt.

Wichtig ist die Stabilität in Rumpf und Becken. Die Drehung wird durch die Ansteuerung der schrägen Bauchmuskulatur ausgeführt und der untere Rücken wird durch die Tiefenmuskulatur stabilisiert.

Aktive Kontraktion der Bauchdecke = The Hundred **

Ziel der Übung:
Bewusstes Ansteuern der Rumpfkraft, intensive Kräftigung der geraden und tiefliegenden Bauchmuskulatur

Übungsausführung:
Aus der Rückenlage auf dem Pad wird durch Aktivieren der Bauchkraft der Oberkörper abgehoben. Die Halswirbelsäule bleibt mög-

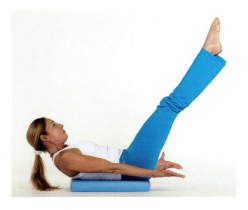

Einatmend

lichst lang und entspannt, das Brustbein ist zur Decke gerichtet und zwischen Kinn und Brustbein sollte etwa ein faustgroßer Abstand verbleiben.

Die Hebelwirkung sollte so gewählt werden, dass sich der Kopf, Nacken, die Schulterblätter und der obere Rücken aus eigener Kraft vom Boden abheben lassen und dabei keinesfalls Schmerzen im unteren Rücken auftreten. Die Beine werden zunächst im rechten Winkel gehalten, wobei sich die Knie zu Beginn der Übung genau über den Hüftgelenken befinden. Anschließend können die Beine senkrecht nach oben ausgestreckt werden oder nach Möglichkeit leicht diagonal abgesenkt werden.

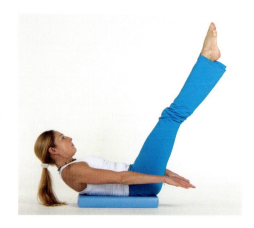

Ausatmend

Die Arme werden seitlich neben dem Oberkörper ausgestreckt und kraftvolle Pumpbewegungen mit den langen Armen ausgeführt. Einatmend werden die Handflächen nach oben gehoben, die Bauchkraft wird bei der Ausatmung durch die Bewegung der Arme unterstützt und die Handflächen werden ausatmend zum Boden gerichtet. Die Bauchdecke wird mit jeder Ausatmung bewusst nach innen gezogen und die tiefliegende Bauchkraft aktiviert.

Wichtig ist die Kontrolle über die Länge und Stabilität im unteren Rücken während der gesamten Übungsausführung!!!

Der „Käfer" ***

Ziel der Übung:
Aktivieren der Rumpfkraft, intensive Kräftigung der tiefliegenden, geraden und schrägen Bauchmuskulatur

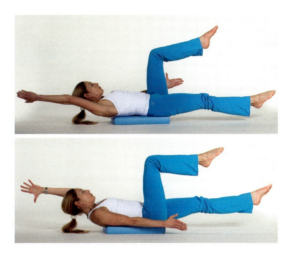

Übungsausführung:
Aus der Rückenlage auf dem Pad werden die Beine zum rechten Winkel gehoben. Die Knie sollten sich dabei genau über den Hüftgelenken befinden. Die Arme werden anschließend senkrecht nach oben ausgestreckt und etwa schulterbreit gehalten. Während ein Arm über Kopf geführt wird, wird auf der gleichen Seite das Bein nach vorne abgesenkt und nach Möglichkeit gestreckt. Anschließend erfolgt ein Arm- und Beinwechsel auf die andere Seite.

Zur Steigerung der Intensität kann zusätzlich der Kopf abgehoben gehalten werden, wobei die Halswirbelsäule möglichst lang bleiben soll und das Kinn leicht in Richtung Kehle gezogen werden kann.

Während der Übungsausführung sollte die Stabilität in Rumpf und Becken bewahrt werden. Der untere Rücken wird durch die Tiefenmuskulatur stabilisiert.

„Toe Taps" aus der Rückenlage *

Ziel der Übung:
Aktivieren der Rumpfkraft, Kräftigung der tiefliegenden und geraden Bauchmuskulatur, Erarbeiten der lumbalen Stabilität

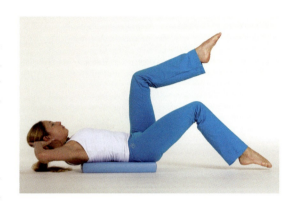

Übungsausführung:
Der mittlere und untere Rücken werden auf das Pad abgelegt. Der Hinterkopf ruht auf den Handflächen, die Ellenbogen werden weit nach außen gerichtet. Die Hebelwirkung sollte so gewählt werden, dass sich der Kopf, der Nacken, die Schulterblätter und der obere Rücken aus eigener Kraft vom Boden abheben lassen und dabei keinesfalls Schmerzen im unteren Rücken auftreten.

Die Beine werden in der Ausgangsposition zunächst beide im rechten Winkel gehalten. Die Knie befinden sich über den Hüftgelenken, die Unterschenkel sind parallel zum Boden.

Während der Übungsausführung sollte die Stabilität in Rumpf und Becken bewahrt werden. Der untere Rücken wird durch die Tiefenmuskulatur stabilisiert.

Variationen:
- Die „einfachste" Variante: Jeweils im Wechsel wird die rechte oder linke Fußspitze auf den Boden getippt.
- Mit geöffneten Knien beide Fußspitzen gleichzeitig nach vorne führen: „O"- Position
- Mit geschlossenen Knien nach vorne und außen tippen: „V"- Position

Knee Circles *

Ziel der Übung:
Aktivieren der Rumpfkraft, Kräftigung der tiefliegenden Bauchmuskulatur und bewusste Stabilisation der Lendenwirbelsäule sowie des Beckens

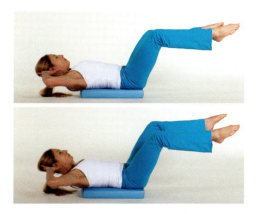

Übungsausführung:
Der mittlere und untere Rücken werden auf das Pad abgelegt. Der Hinterkopf ruht auf den Handflächen, die Ellenbogen werden weit nach außen gerichtet. Die Hebelwirkung sollte so gewählt werden, dass sich der Kopf, der Nacken, die Schulterblätter und der obere Rücken aus eigener Kraft vom Boden abheben lassen und dabei keinesfalls Schmerzen im unteren Rücken auftreten.

Die Beine werden in der Ausgangsposition zunächst beide im rechten Winkel gehalten. Die Knie befinden sich über den Hüftgelenken, die Unterschenkel sind parallel zum Boden.

Während der Übungsausführung sollte die Stabilität in Rumpf und Becken bewahrt werden. Der untere Rücken wird durch die Tiefenmuskulatur stabilisiert.

Die Hüftgelenke werden nun in waagerechten Kreisbewegungen bewegt. Ausatmend werden die Knie vom Körper weggeführt, mit der Einatmung werden die Knie wieder zur Ausgangsposition zurückgebracht.

Gleichzeitiges Absenken der Arme und Beine = „Double Leg Stretch" **/***

Ziel der Übung:
Aktivieren der Rumpfkraft, Kräftigung der geraden und tiefliegenden Bauchmuskulatur, Kontrolle der Wirbelsäulenposition

Mit Umgreifen der Beine**

Übungsausführung:
Der mittlere und untere Rücken werden auf das Pad abgelegt. Der Hinterkopf ruht auf den Handflächen, die Ellenbogen werden weit nach außen gerichtet. Die Hebelwirkung sollte so gewählt werden, dass sich der Kopf, der Nacken, die Schulterblätter und der obere Rücken aus eigener Kraft vom Boden abheben lassen und dabei keinesfalls Schmerzen im unteren Rücken auftreten.

Beide Beine werden in der Ausgangsposition zunächst im rechten Winkel gehalten. Die Knie befinden sich über den Hüftgelenken, die Unterschenkel sind parallel zum Boden.

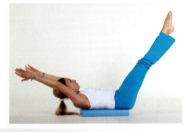

Während der Übungsausführung sollte die Stabilität in Rumpf und Becken bewahrt werden. Der untere Rücken wird durch die Tiefenmuskulatur stabilisiert.

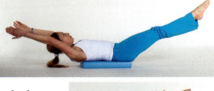

Ausatmend werden die Arme und Beine diagonal vom Körper weggestreckt. Das Absenken der Beine erfolgt nur so tief, wie die Länge in der Lendenwirbelsäule unverändert gehalten werden kann. Mit der Einatmung werden die Knie gebeugt, zum Körper zurückgeführt und mit den Armen umfasst.

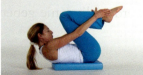

Mit isometrischer Spannung***

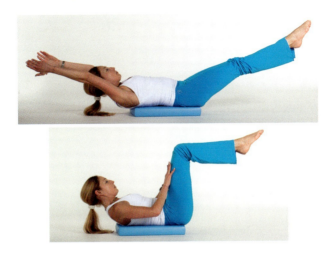

Die Übungsausführung ist zunächst wie bei der vorherigen Variante:

Der mittlere und untere Rücken werden auf das Pad abgelegt. Der Hinterkopf ruht zunächst auf den Handflächen. Die Hebelwirkung sollte so gewählt werden, dass sich der Kopf, der Nacken, die Schulterblätter und der obere Rücken aus eigener Kraft vom Boden abheben lassen und dabei keinesfalls Schmerzen im unteren Rücken auftreten.

Beide Beine werden in der Ausgangsposition im rechten Winkel gehalten. Die Knie befinden sich über den Hüftgelenken, die Unterschenkel sind parallel zum Boden.

Während der Übungsausführung sollte die Stabilität in Rumpf und Becken bewahrt werden. Der untere Rücken wird durch die Tiefenmuskulatur stabilisiert.

Ausatmend werden die Arme und Beine diagonal vom Körper weggestreckt. Das Absenken der Beine erfolgt nur so tief, wie die Länge in der Lendenwirbelsäule unverändert gehalten werden kann. Mit der Einatmung werden die Knie gebeugt und nur bis zum 90°-Winkel zurückgeführt, gleichzeitig wird die Bauchspannung isometrisch aufgebaut und mit den Handflächen Druck auf die Oberschenkelvorderseiten aufgebaut und gehalten.

Absenken der Beine aus der Rückenlage = Lowering Legs **/***

Ziel der Übung:
Aktivieren der Rumpfkraft, Kräftigung der tiefliegenden Bauchmuskulatur bei gleichzeitiger Stabilisation der Lendenwirbelsäule

Jedes Bein einzeln, jeweils im Wechsel, absenken **

Übungsausführung:
Der mittlere und untere Rücken werden auf das Pad abgelegt. Der Hinterkopf ruht auf den Handflächen, die Ellenbogen werden weit nach außen gerichtet. Die Hebelwirkung sollte so gewählt werden, dass sich der Kopf, der Nacken, die Schulterblätter und der obere Rücken aus eigener Kraft vom Boden abheben lassen und dabei keinesfalls Schmerzen im unteren Rücken auftreten.

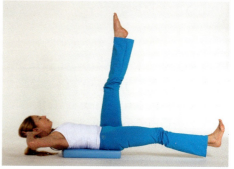

Die Beine werden zunächst gebeugt im rechten Winkel gehalten und anschließend nach Möglichkeit senkrecht zur Decke hin ausgestreckt.

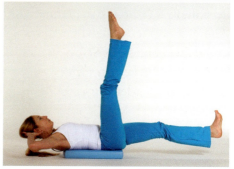

Während der Übungsausführung sollte die Stabilität in Rumpf und Becken bewahrt werden. Der untere Rücken wird durch die Tiefenmuskulatur stabilisiert.

Ausatmend wird auf der rechten Seite die Fußspitze zum Körper gezogen und das lange Bein kontrolliert abgesenkt. Mit der Einatmung wird das langgestreckte Bein wieder zurückgeführt und das Absenken des Beines erfolgt nun auf der linken Seite, und so wird die Übung wechselweise fortgesetzt. Die Ferse ist beim Absenken des Beines der längste Punkt, die Fußspitze führt die Bewegung auf dem Weg zurück nach oben an.

Der Bewegungsumfang beim Absenken ist individuell abhängig von der Tiefenkraft. Solange der untere Rücken unverändert gehalten werden kann, darf das Bein bis parallel zum Boden abgesenkt werden.

Beide Beine gleichzeitig absenken ***

Übungsausführung:

Der mittlere und untere Rücken werden auf das Pad abgelegt. Der Hinterkopf ruht auf den Handflächen, die Ellenbogen werden weit nach außen gerichtet. Die Hebelwirkung sollte so gewählt werden, dass sich der Kopf, der Nacken, die Schulterblätter und der obere Rücken aus eigener Kraft vom Boden abheben lassen und dabei keinesfalls Schmerzen im unteren Rücken auftreten.

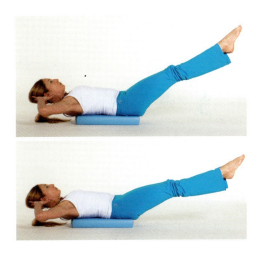

Die Beine werden zunächst gebeugt im rechten Winkel gehalten und anschließend nach Möglichkeit senkrecht zur Decke hin ausgestreckt.

Mit der Ausatmung werden die Beine abgesenkt und einatmend wieder zurück zur Senkrechten geführt.

Während der Übungsausführung sollte die Stabilität in Rumpf und Becken bewahrt werden. Der Bewegungsumfang beim Absenken ist individuell abhängig von der Tiefenkraft, die den unteren Rücken stabilisiert.

Beckenheben aus der Grundspannung */**

Ziel der Übung:
Aktivieren der Rumpfkraft, Kräftigung der tiefliegenden und geraden Bauchmuskulatur

Mit gebeugten Beinen

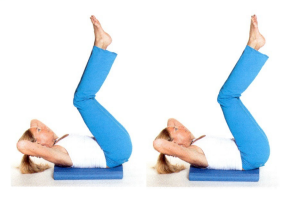

Mit gestreckten Beinen

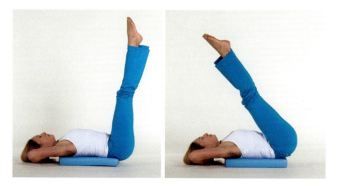

Übungsausführung:
Aus der Grundposition wird das Becken minimal vom Pad nach hinten bzw. unten gekippt und aus der Bauchkraft aufgerichtet und nach Möglichkeit etwas abgehoben.

Schulterbrücke mit einfachen Variationen *

Ziel der Übung:
Kräftigung der rückwärtigen Muskulatur, insbesondere Gesäß und unterer Rücken, Dehnung der Oberschenkelvorderseite, Streckung der Hüften und Öffnung der Brustwirbelsäule

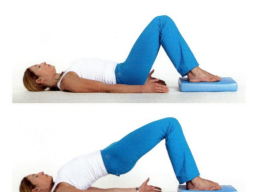

Übungsausführung:
Aus der Rückenlage werden die Füße etwa in hüftgelenkbreitem Abstand aufgestellt und die Füße aktiv in die Unterlage gedrückt. Die Beckenaufrichtung und das Anschmiegen der Lendenwirbelsäule an die Matte leitet die Aufrollbewegung ein. Anschließend werden das Kreuzbein, die Lendenwirbelsäule und die Brustwirbelsäule so weit vom Boden abgehoben, dass der Nacken ohne Belastung auf der Matte verbleibt. Die Halswirbelsäule bleibt lang und der Kopf in Verlängerung auf der Unterlage abgelegt. Die Schultern sind weit geöffnet und die Schlüsselbeine nach außen gerichtet. Die Rippenbögen werden nach Möglichkeit zueinander und in Richtung der Körpermitte bewegt. Die Bauchdecke wird aktiv geschlossen gehalten.

Zur Steigerung der Intensität können die Füße auf dem Pad bzw. einer instabilen Unterlage positioniert werden.

Eine einfachere Ausführung wäre, das Pad unter den Kopf und Schultergürtel zu legen.

Variationen:
- Das Becken wird bis zur Hüftstreckung angehoben und wieder etwas abgesenkt
- Beckenkreise ausführen
- Seitschieben des Beckens

Schulterbrücke mit Verringerung der Auflagefläche **

- Jeweils ein Bein im Wechsel abheben und kontrolliert zurück auf das Pad zurücksetzen

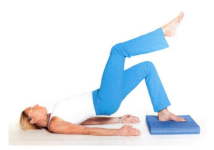

- Ein Bein senkrecht nach oben ausgestreckt halten und das Becken dazu heben und senken

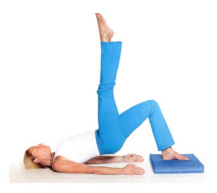

- Ein Bein aus der Senkrechten in die Diagonale senken und zurückführen

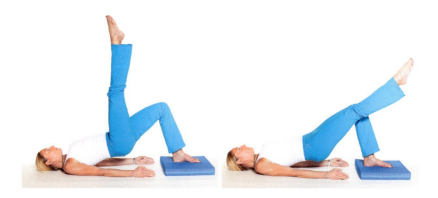

- Ein Bein diagonal nach vorne ausgestreckt halten und die Arme im Wechsel über Kopf führen. Durch die verringerte Auflagefläche erhöht sich die benötigte Rumpfkraft.

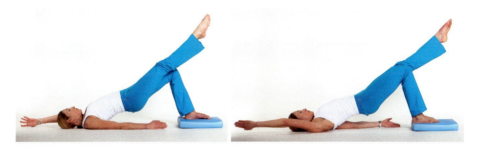

- Die Grundposition der Schulterbrücke wird gehalten und anschließend werden beide Arme senkrecht nach oben gestreckt.

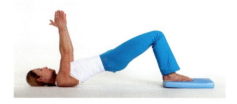

Zur Steigerung ist die Ausführung einer Scherbewegung der Arme möglich; ebenso können kleine Kreisbewegungen mit den Armen ausgeführt werden.

Dehnung und Entspannung

Körperwahrnehmung / Gleichgewicht / Balance *

Auf dem Pad stehend:

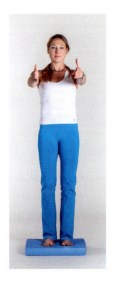

- Zunächst werden die Berührungspunkte des Fußes auf dem Pad wahrgenommen: Die Ferse, die Außenseite des Kleinzehenballens und die Innenseite des Großzehenballens. Die Zehen werden weit gespreizt und ganz entspannt abgelegt. Die Aufmerksamkeit wird dem Aufbau des Fußlängs- und Fußquergewölbes geschenkt.
- Nach der Verwurzelung der Füße werden die Streckung der Hüfte und die leichte Aufrichtung des Beckens erarbeitet.
- Der Bauchnabel wird leicht nach innen und nach oben gezogen, der untere Rücken wird lang und der Unterbauch und Beckenboden sind sanft angespannt.
- Das Brustbein wird leicht angehoben, die Schultern sind weit geöffnet und der Abstand vom Ohrläppchen zur Schulter ist möglichst groß: Zum einen geschieht dies durch eine Verlängerung der Halswirbelsäule, wobei das Kinn leicht in Richtung der Kehle gezogen wird. Gleichzeitig werden die Schulterblätter/ Schulterblattspitzen zur Taille bzw. zum Hosenbund hin orientiert. Der Scheitel und das Steißbein haben den größtmöglichen Abstand voneinander und sind genau lotrecht übereinander ausgerichtet.
  - ⇨ Bildlich kann man sich vorstellen, ein Buch auf dem Kopf zu balancieren.

Variationen:
- Die Augen können geschlossen werden.
- Die Handflächen können auf Brustbeinhöhe aneinander geführt werden.
- Eine Bewegung der Arme in einer „8" wird eingeleitet, danach kann der Oberkörper in die 8er-Bewegung integriert werden.
- Fersenhub = Zehenstand mit geschlossenen Augen: Bei abgehobenen Fersen sollte die Belastung auf die Innenseite des Großzehenballes geleitet werden und die Zehen bleiben lang und entspannt.

Dehnung der Beinrückseite mit Schulterdehnung**

Übungsausführung:
Die Arme nach hinten über den Rücken führen und die Finger ineinander verschränken. Während der Oberkörper nach vorne gebeugt wird, werden die Arme lang nach oben gestreckt und die Dehnung der Schulter durch die Vorbeuge verstärkt, soweit es eine angenehme Dehnung ist. Optional können die Knie gebeugt werden, um die Dehnung etwas zu verringern.

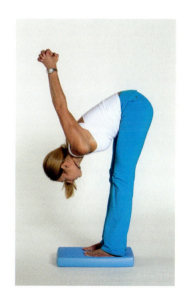

Dehnung des unteren Rückens und der Beinrückseite (Vorbeuge) *

Auf dem Pad sitzend:

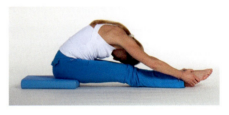

Aus dem Sitzen werden beide Beine lang nach vorne ausgestreckt. Die Erhöhung durch das Pad vereinfacht den Langsitz. Bevor der Oberkörper nach vorne geneigt wird, muss die Aufrichtung und Streckung der Wirbelsäule erarbeitet werden. Sofern dies mit gestreckten Beinen schwerfällt, können die Knie etwas gebeugt werden.

Wichtig ist, die Länge im unteren Rücken zu erarbeiten und genau auf bzw. etwas vor den Sitzbeinhöckern zu sitzen. Im Bereich der Lendenwirbelsäule darf keine zu starke Kompression durch eine Zwangsrundung bei stark verkürzten Beinrückseiten erfolgen.

Die Vorbeuge mit gestreckten Beinen ermöglicht die Dehnung der gesamten Körperrückseite.

Drehung = Rotation der Wirbelsäule (Drehsitz) *

Auf dem Pad sitzend:

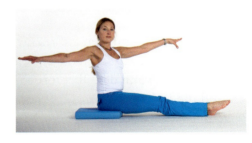

Aufgerichtet sitzend, optional im Schneidersitz oder Langsitz, wird eine Drehung des Oberkörpers ausgeführt. Das Becken bleibt frontal ausgerichtet, die Gegenhand kann diagonal das Knie bzw. die Oberschenkelaußenseite greifen.

Der Fokus liegt zunächst auf der Streckung und Aufrichtung der Wirbelsäule, anschließend erfolgt daraus die Drehung (Rotation).

Dehnung der Oberschenkelvorderseite *

In Bauchlage auf dem Pad:

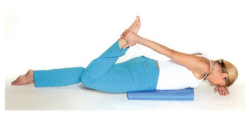

Die Stirn wird auf dem Handrücken einer Hand abgelegt. Mit der anderen Hand wird der Fuß (Schienbein) des angewinkelten Beines gefasst und achtsam in Richtung Gesäß gezogen. Wichtig: Die Lendenwirbelsäule muss in Neutralstellung und lang gehalten werden, tendenziell kann das Schambein in Richtung Brustbein gezogen werden, um die Dehnung der Oberschenkelvorderseite zu verstärken.

Intensive Dehnung der gesamten Körpervorderseite **/***

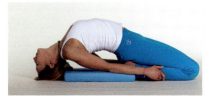
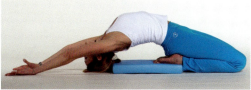

Aus dem Kniestand mit den Fußrücken auf dem Pad wird das Gesäß zum Fersensitz auf oder zwischen die Fersen abgesetzt.

Anschließend kann der Oberkörper langsam nach hinten abgelegt werden und die Dehnung über die gesamte Körpervorderseite erfolgen. Zur Steigerung können zum Schluss noch die Arme über den Kopf geführt werden. Bei entsprechender Beweglichkeit kann dies in der Tat eine Entspannungshaltung darstellen,- jedoch wird die komplette Streckung der Hüfte zunächst oft als unangenehm empfunden und bedarf etwas Übung und Geduld. Durch häufiges und langes Sitzen ist der Hüftbeuger oft stark verkürzt. Hinzu kommt, dass die Streckung auch für den Fußrücken zunächst ungewohnt ist. Umso wichtiger ist die Dehnung als Ausgleichshaltung zu sitzender Tätigkeit.

Dehnung der Körperrückseite *

Hinter dem Pad stehend:

- Der Oberkörper wird nach vorne gebeugt, die Ellenbogen können verschränkt werden und der Kopf und Nacken darf locker nach unten hängen gelassen werden, sofern dies als angenehm empfunden wird. Falls starker Druck oder Zug im unteren Rücken auftreten, sollten die Knie zunächst gebeugt werden. Bei gestreckten Beinen empfiehlt sich zusätzlich die bewusste Anspannung der Oberschenkelvorderseite mit dem Gefühl, die Kniescheiben nach oben zu ziehen.

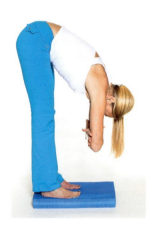

- Nach einem segmentalen Abrollen der Wirbelsäule aus dem Stand werden die Handflächen auf dem Pad aufgestützt und die Dehnung der Beinrückseite gespürt, vertieft und gehalten. Sollte ein unangenehmes Druck- oder Zuggefühl im unteren Rücken auftreten, kann die Übung mit gebeugten Knien ausgeführt werden.

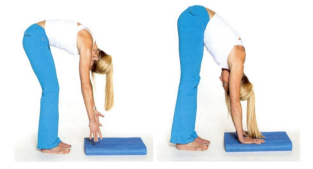

Dehnung der Körperrückseite (dynamisch) und Öffnung der Brustwirbelsäule **

Brettposition und großes „V" im Wechsel: Aus dem Ganzkörperstütz werden die Sitzbeinhöcker in Richtung der Decke geschoben und in der „V"-Position kann eine Dehnung der Beinrückseiten sowie des Rückens vertieft werden. Die Finger sind weit gespreizt und drücken aktiv in die Unterlage. Die Arme sind gestreckt, die Schultern ziehen weg von den Ohren und die Schulterblätter werden weit geöffnet auf dem oberen Rücken wahrgenommen. Die Knie können zunächst gebeugt bleiben und erst nach kompletter Streckung der Wirbelsäule folgt die Beinstreckung.

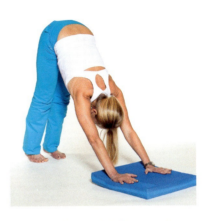

Dehnung des Hüftbeugers, der Beinrück- und der Beinvorderseite *

Die Hände bleiben vor dem Pad, die Füße hinter dem Pad:

- Die Dehnung erfolgt in einem Ausfallschritt mit gestrecktem hinteren Bein. Das vordere Knie sollte nicht vor die Zehenspitzen ragen, sondern etwa über dem Mittelfuß ausgerichtet werden.

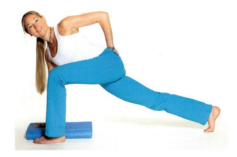

- Zusätzlich kann der Ausfallschritt durch eine Oberkörperrotation ergänzt und der lange Arm nach oben gestreckt werden.

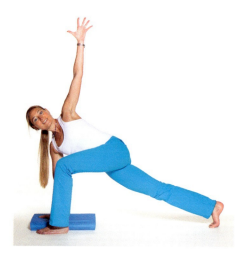

- Im Ausfallschritt mit dem vorderen Fuß vor dem Pad wird das hintere Knie auf dem Pad ablegt => intensive Dehnung des Hüftbeugers.

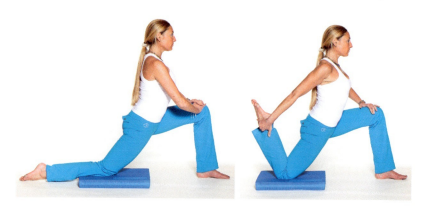

> Dehnung der ischiocruralen Muskulatur = rückwärtige Muskelschlinge */**

Auf dem Pad kniend**

- Das vordere Bein wird gestreckt aufgestellt, das hintere Knie bleibt gebeugt und wird auf dem Pad abgelegt: Die vordere Ferse wird in den Boden geschoben, das Steißbein wird lang zurückgezogen und das Becken leicht nach hinten gekippt. Dabei bleibt die Bauchspannung aktiv, damit der untere Rücken nicht überstreckt wird.

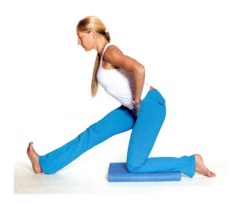

Stehend: Auf dem Pad oder auf dem Boden*

- Das hintere Bein ist gebeugt, das vordere Bein wird gestreckt und die Ferse kraftvoll in den Boden geschoben, während die Fußspitze zum Körper gezogen ist. Das Steißbein wird lang zurückzogen, das Becken ist leicht nach hinten gekippt. Die Bauchspannung bleibt aktiv, damit der untere Rücken nicht überstreckt wird.

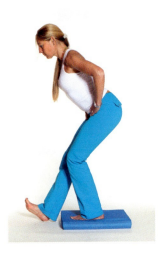

Übungskatalog

Dehnung der Hüftmuskulatur (Tempelsitz) ***

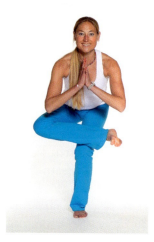

- Die Ferse des Spielbeines wird auf den Oberschenkel des gebeugten Standbeines aufgelegt, das Knie ist weit nach außen gerichtet. Durch das tiefe Absetzen nach hinten erhöht sich die Dehnung der Hüftmuskulatur.
- Optional können die Handflächen aneinandergedrückt werden. Dabei sind die Ellenbogen weit zur Seite ausrichtet, die Schultern werden tief gehalten, die Schulterblätter zueinandergezogen.

Dehnung der Beinvorderseite (TänzerIn) **

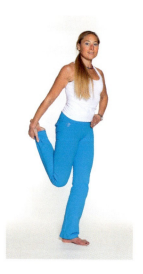

- Das Schienbein des Spielbeines wird gefasst und das gefasste Bein gebeugt nach hinten gezogen => Dadurch vergrößert sich die Dehnung der Oberschenkelvorderseite und des Hüftbeugers. Dabei wird das Becken leicht aufgerichtet und die Bauchkraft aktiv gehalten, damit der untere Rücken lang bleiben kann.

Dehnung des Schultergürtels (Adlerarme) **

- Die Unterarme werden überkreuzt und die Handflächen aneinandergedrückt => Somit vertieft sich die Dehnung des Schultergürtels.
- Optional kann diese Haltung mit einer leichten Rückbeuge des Oberkörpers ergänzt und eine Öffnung der Brustwirbelsäule erreicht werden.

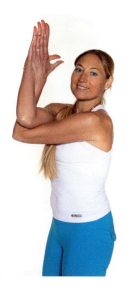

6.
Kurze Übungsprogramme mit bestimmten Schwerpunkten

Die Dynamik einer Stabilates®-Einheit lässt sich individuell gestalten.

Die Übungen können ganz langsam und kontrolliert ausgeführt werden, wodurch ebenfalls die Intensität und insbesondere die Stabilisation und Haltearbeit gesteigert werden.

Ebenso ist ein dynamischer Stundenablauf mit einem intensiven Herz-Kreislauf-Training kombinierbar.

Entscheidend für ein sinnvolles Training sind die permanente Kontrolle der Körperhaltung, die Ausrichtung der Körperachsen und die saubere Übungsausführung.

Die Auswahl der Übungen stellt einen Ausgleich zu den Belastungen des Alltages dar. Der Fokus liegt auf der Öffnung und Beweglichkeit der Brustwirbelsäule, der Beweglichkeit der Hüftgelenke, der Streckung und Dehnung der verkürzten Muskulatur und entsprechend der Stärkung der schwachen Muskelgruppen. Dabei bildet die gesamte Rumpfmuskulatur einschließlich der tiefliegenden stabilisierenden Muskeln den Schwerpunkt.

Übungsprogramm zum Einstieg in Stabilates®
oder als Einheit zur Entspannung

Die nachfolgende Übungsauswahl ist sowohl für Einsteiger geeignet als auch für Fortgeschrittene, die etwas Entspannung, Balance, Zentrierung und Erdung ersuchen, z. B. nach einem anstrengenden Arbeitstag.

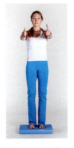
Körperwahrnehmung / Gleichgewicht / Balance

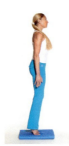
Fersenhub = Zehenstand

Nackenmobilisation:

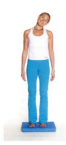
Seitneigung des Kopfes

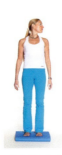
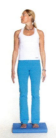
HWS-Rotation

Mobilisation und Stabilisation des Schultergürtels / Rotatorenmanschette

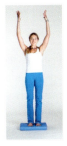 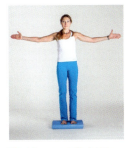 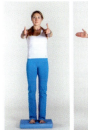 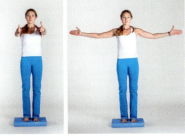

Die Arme frontal nach oben heben

Die Arme seitlich bis zur Schulterlinie heben

Öffnen und Schließen der Arme

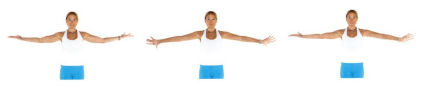

Innen-/Außenrotation der Arme

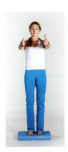 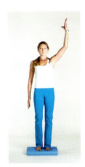 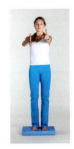 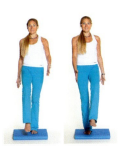

Kreisende Armbewegungen

Heben und Senken des Schulterblattes

Marionettenarme = „Puppet Arms"

Laufen auf dem Pad

Kurze Übungsprogramme mit bestimmten Schwerpunkten

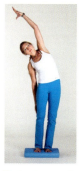 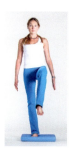 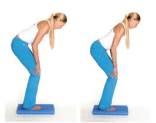

Seitneigung / Flankendehnung Knie im Wechsel heben und senken Mobilisation der Wirbelsäule aus der Kniebeuge

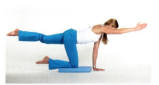 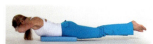 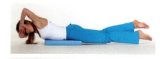 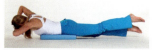

Diagonales Arm- und Beinheben aus dem Vierfüßlerstand Rückenstrecker = Wirbelsäulenextension Oberkörperrotation mit diagonalem Beinheben

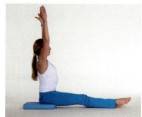 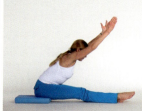 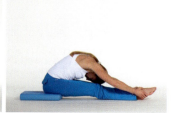

Dehnung des unteren Rückens und der Beinrückseite

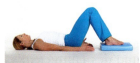 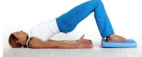

Schulterbrücke

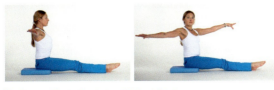
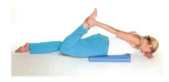

Drehung (Rotation) der Wirbelsäule

Dehnung der Oberschenkelvorderseite

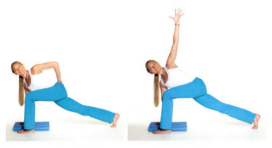

Dehnung des Hüftbeugers, der Beinrück- und der Beinvorderseite

Stärkung der Rückenmuskulatur und Beweglichkeit der Wirbelsäule verbessern

Der Schwierigkeitsgrad der ausgewählten Übungen wird durch die angeführten Sternchen unterschieden. Die Übungsauswahl ist sowohl für Einsteiger als auch für fortgeschrittene Teilnehmer vorgesehen. Einsteigern werden zunächst die Übungen mit nur einem Sternchen * empfohlen. Wichtig ist die kontrollierte und bewusste Übungsausführung und daran sollte sich die Auswahl der Übungen orientieren.

Zu dem ausgewählten Thema „Stärkung der Rückenmuskulatur und Beweglichkeit der Wirbelsäule verbessern" gehören nicht nur die kräftigenden und mobilisierenden Übungen der betreffenden Muskelgruppen (insbesondere die Rumpf-, Bauch- und Rückenmuskulatur), sondern ebenso Übungen, welche die Beweglichkeit des Schultergelenks und des Hüftgelenks sowie die Dehnung der Oberschenkelrück- und -vorderseite unterstützen, da durch den erhöhten Bewegungsspielraum eine Entlastung für die Hals- und Lendenwirbelsäule geschaffen wird.

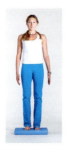 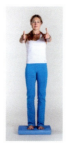

Grundposition Stehend *

Körperwahrnehmung / Gleichgewicht / Balance *

Mobilisation der Halswirbelsäule

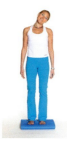 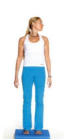 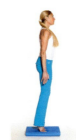

Seitneigung des Kopfes *

HWS-Rotation *

Fersenhub = Zehenstand *

Mobilisation und Kräftigung des Schultergürtels

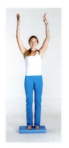 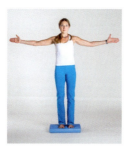 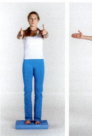

Die Arme lang gestreckt frontal nach oben heben *

Die Arme seitlich bis zur Schulterlinie heben *

Öffnen und Schließen der Arme *

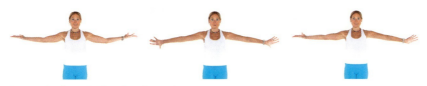

Innen-/Außenrotation der Arme *

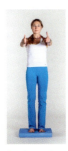
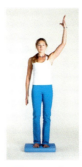
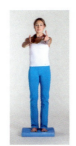

Kreisende Armbewegungen *

Heben und Senken des Schulterblattes *

Marionettenarme = „Puppet Arms" *

Stabilisation und bewusstes Ansteuern der gesamten Rumpfmuskulatur

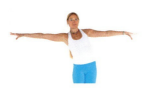
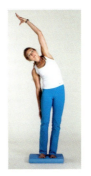
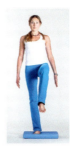
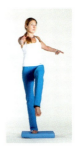

Seitschieben des Oberkörpers – Arme seitlich ausgestreckt *

Seitneigung / Flankendehnung *

Knie im Wechsel heben und senken *

Knie heben und Oberkörperrotation – im Wechsel rechts / links **

Kurze Übungsprogramme mit bestimmten Schwerpunkten

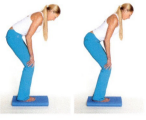

Mobilisation der Wirbelsäule aus der Kniebeuge

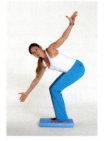

Kniebeuge mit Oberkörperrotation**

Kniebeuge mit gleichzeitiger Kräftigung der Schulter- und Rückenmuskulatur

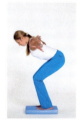

Kniebeuge mit Seitheben der Arme *

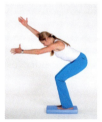

Kniebeuge mit Armschere *

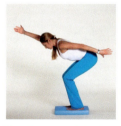

Kniebeuge mit Helikopter-Armen *

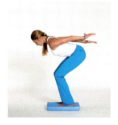

Kniebeuge mit Kreuzen der Arme über dem Rücken **

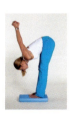

Kniebeuge/ Vorbeuge mit Schulterdehnung*

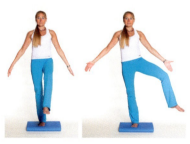

Mobilisation des Hüftgelenks durch Außen- und Innenrotation **

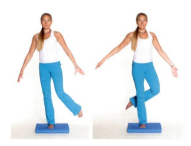

Achter-Kreise im Hüftgelenk **

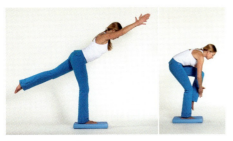
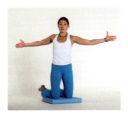

Standwaage **
Oberkörperrotation aus dem Kniestand *

Übungen im Vierfüßler-Stand = Hohe Bank-Position

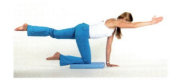
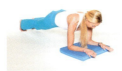
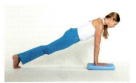

Diagonales Arm- und Beinheben */**
Grundposition im Bankstütz halten **
Stabilisation im Ganzkörperstütz **

Übungen aus der Bauchlage

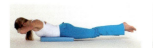
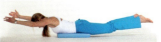
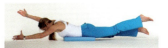

Rückenstrecker = Wirbelsäulenextension mit verkürztem Hebel *
Wirbelsäulenextension mit verlängertem Hebel **
Diagonales Arm- und Beinheben => Swimming **

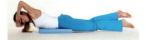
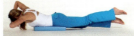

Oberkörperrotation mit diagonalem Beinheben **

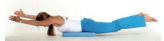
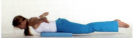
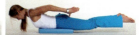

Armkreise aus der Bauchlage *

Kurze Übungsprogramme mit bestimmten Schwerpunkten

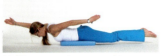
Helikopter mit gestreckten Armen **

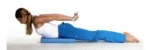
Brustkorböffnung und Schulterdehnung *

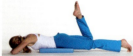

Übungen in Seitenlage

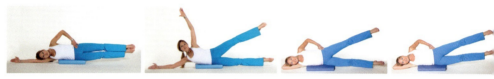
Abduktion und Adduktion *

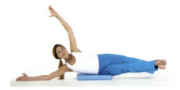
Beinschere **

Wirbelsäulenstreckung, -drehung und Wirbelsäulendehnung aus dem Langsitz

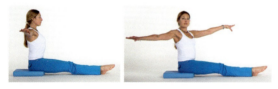
Wirbelsäulenstreckung und -drehung = Spine Twist *

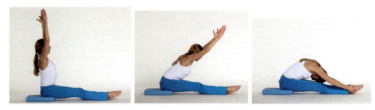
Wirbelsäulendehnung = Spine Stretch *

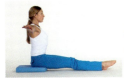 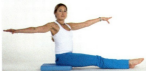 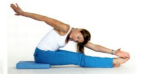

Die „Säge" = Streckung, Drehung, Rundung und Dehnung der Wirbelsäule **

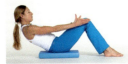

Segmentales Auf- und Abrollen der Wirbelsäule = Roll up and down**

Übungen aus der Rückenlage

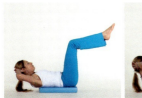

Crunch gerade *

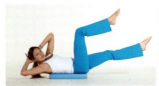 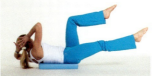

Crunch diagonal **

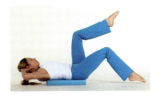 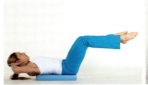 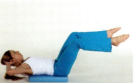

„Toe Taps" aus der Rückenlage *   Knee Circles *

Kurze Übungsprogramme mit bestimmten Schwerpunkten

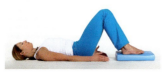

Schulterbrücke *

Dehnung und Entspannung

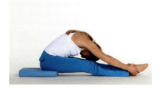

Dehnung des unteren Rückens und der Beinrückseite (Vorbeuge) *

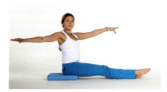

Drehung = Rotation der Wirbelsäule (Drehsitz) *

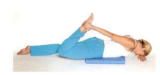

Dehnung der Oberschenkelvorderseite *

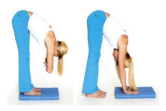

Dehnung der Körperrückseite *

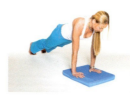

Dehnung der Körperrückseite (dynamisch) und Öffnung der Brustwirbelsäule **

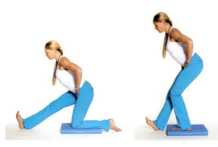

Dehnung der ischiocruralen Muskulatur = rückwärtige Muskelschlinge *

Intensive Kräftigung der tiefliegenden Bauch- und Rumpfmuskulatur

Die Hebelwirkung kann durch die erhöhte Auflage individuell vergrößert oder verkleinert werden und entsprechend kann die Intensität gesteuert werden.

Wichtig ist bei der Übungsausführung, dass ein Hebel gewählt wird, der die tiefliegende Bauchmuskulatur zur Stabilisation auffordert, jedoch keinerlei Schmerzen im unteren Rücken auftreten. Das wäre ein Hinweis für eine Überforderung.

Ein gleichmäßiger Atemfluss sollte stets möglich sein und kontrolliert werden.

- Aus der Rückenlage, Beine 90° abgewinkelt: den abgehobenen Oberkörper halten und den Atem bewusst langsam fließen lassen

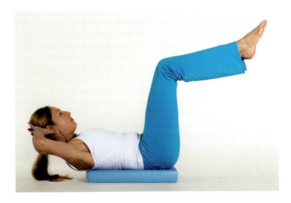

Zur Vereinfachung oder bei Problemen mit der Halswirbelsäule kann der Kopf auf eine Erhöhung abgelegt werden.

- Toe Taps – „Absenken der Beine aus dem 90°-Winkel":

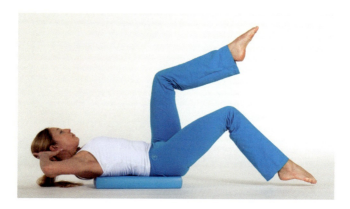

Lumbale Stabilität!
Kontrolle durch die tiefliegende Bauch- und Rückenmuskulatur zur Stabilisation

Ausatmend wird ein Fuß in Richtung Boden geführt und einatmend wieder in die Ausgangsposition zurückgezogen. Der 90°-Winkel im Knie bleibt dabei immer erhalten.

- Knee Circles „Kniekreise": Lumbale Stabilität, Mobilisation der Hüftgelenke – Aktivierung der tiefliegenden Bauch- und Rückenmuskulatur zur Stabilisation: Ausatmend werden beide Knie in einer Kreisbewegung gleichzeitig nach außen geöffnet und einatmend wieder geschlossen:

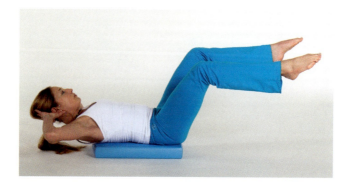

- Crunch gerade:

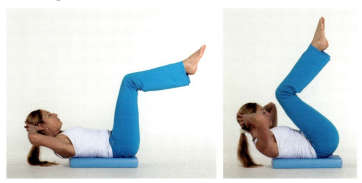

- Lowering Legs / Beinschere: Die Beine werden möglichst lang und gestreckt im Wechsel nach vorne absenkt.

  Diese Übung kann in beliebiger Frequenz ausgeführt werden: Das Absenken erfolgt mit der Ausatmung, einatmend wird das Bein wieder nach oben gezogen. Zusätzlich kann die Venenpumpe aktiviert und der Fuß beim Absenken aktiv angezogen werden (Dorsalextension):

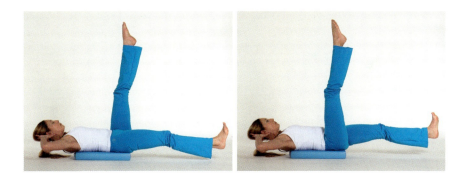

- Isometrische Bauchspannung aufbauen und halten: Die Handflächen drücken gegen die Oberschenkelvorderseite, die Beine werden aktiv zu den Händen gezogen.

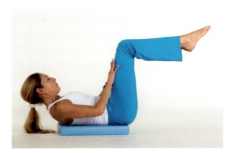

- Crunch diagonal – Rotation der Brustwirbelsäule aus der Bauchkraft: Aus der Grundposition mit angewinkelten Beinen wird ein Bein im 90°-Winkel gebeugt gehalten, das andere Bein lang nach vorne gestreckt. Dazu wird die schräge Bauchmuskulatur aktiviert und die Beinbewegung mit einer Rotation aus der Brustwirbelsäule kombiniert.

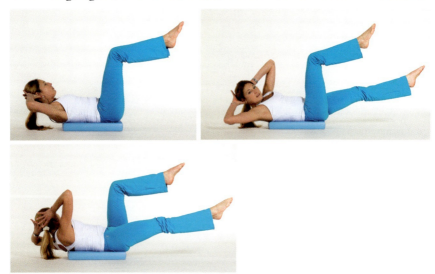

- Auf- und Abrollen („Half Roll up and down") mit angewinkelten Beinen:

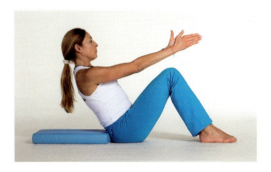

Segmentales Auf- und Abrollen des Oberkörpers mit bewusst langsam fließender Atmung und Kontrolle der Bauchkraft: Ausatmend wird jeweils die Bewegung ausgeführt, die Einatmung erfolgt beim Richtungswechsel unten und oben.

- Auf- und Abrollen („Roll up and down") mit lang ausgestreckten Beinen:

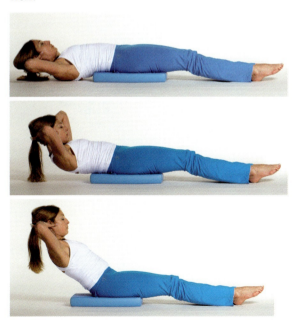

- The Hundred: Pumpbewegung mit langen Armen neben dem Oberkörper und dazu eine gleichmäßig fließende Atmung. Einatmend werden die Handflächen nach oben gehoben, die Bauchkraft bei der Ausatmung wird durch die Bewegung der Arme unterstützt. Die Handflächen werden zum Boden gerichtet. Die Bauchdecke wird bewusst nach innen gezogen und die tiefliegende Bauchkraft aktiviert. Die Beine können senkrecht nach oben oder diagonal nach vorne gestreckt werden oder als Erleichterung werden die Knie im 90°-Winkel gebeugt und die Beine parallel gehalten:

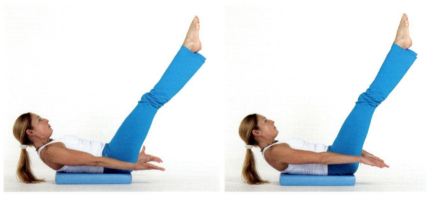

Einatmend　　　　　　　　　　Ausatmend

- Absenken der Beine mit Hebelvariationen: Wichtig ist bei der Wahl des ausführbaren Hebels die Kontrolle der Wirbelsäulenposition und die Länge im unteren Rücken:

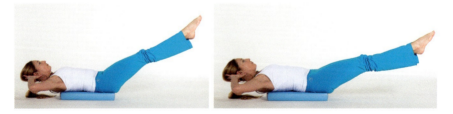

- Beckenheben aus der Grundspannung

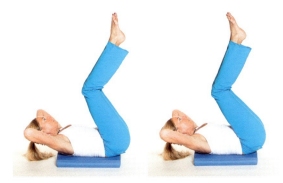

- „Boot" – Variationen: gerade Bauchmuskulatur: optional die Beine gestreckt halten:

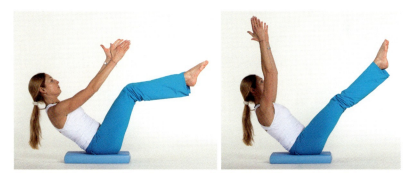

- schräge Bauchmuskulatur: Rotation des Oberkörpers mit geschlossenen Handflächen

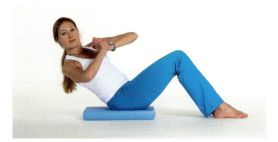

- Stabilisation: Die Beine oder Füße fassen – optional die gestreckten Beine zusätzlich gefasst öffnen und schließen

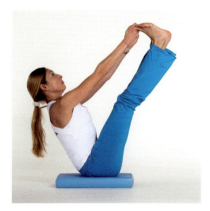

- Stabilisation / Stützkraft mit wenig abgehobenen Knien:

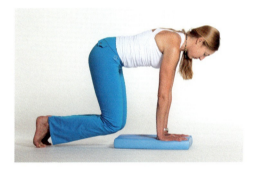

- Diagonales Arm- und Beinheben aus dem Vierfüßlerstand:

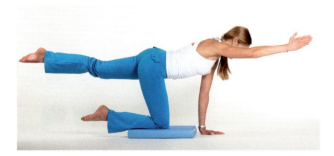

- Ganzkörperstütz / Brettposition

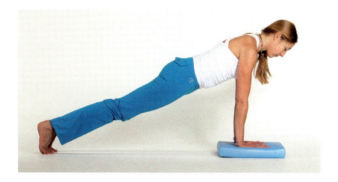

- Abwechselnd ein Bein gestreckt abheben aus der Brettposition:

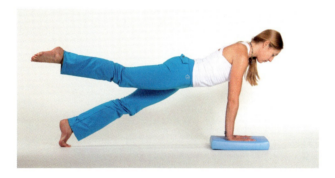

- Schnelle Oberkörperrotation mit ineinander gefassten Händen für jeweils ca. 30 Sekunden und gleichzeitiger Stabilisation des Beckens

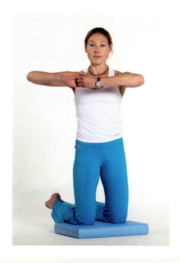

Kräftigung für Gesäß und Beine und Stabilisation der Hüftgelenke

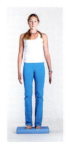
Grundposition stehend *

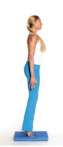
Fersenhub = Zehenstand *

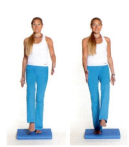
Laufen auf dem Pad *

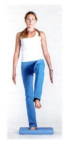
Knie im Wechsel heben und senken **

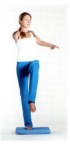
Knie heben & Oberkörperrotation – im Wechsel rechts / links **

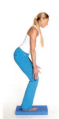
Standard Kniebeugen *

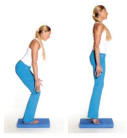
Kniebeuge und Fersenhub (= Zehenstand) im Wechsel**

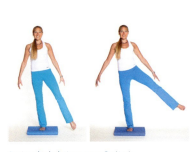
Beinabduktion zur Seite*

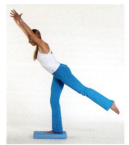
Beinabduktion nach hinten*

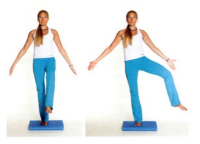
Mobilisation des Hüftgelenks durch Außen- und Innenrotation **

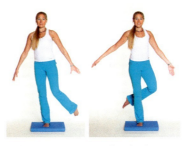
Achter-Kreise im Hüftgelenk **

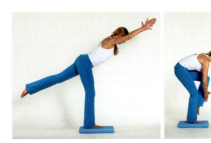
Standwaage **

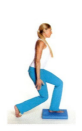
Ausfallschritt mit aufgerichtetem Oberkörper *

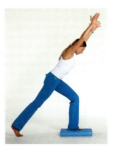
Ausfallschritt mit nach vorne geneigtem Oberkörper *

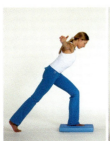
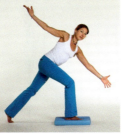
Ausfallschritt mit Oberkörperrotation *

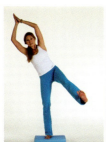
Beinbeugung = Hamstring Curl **

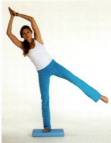
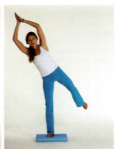
Side Kicks ***

Kurze Übungsprogramme mit bestimmten Schwerpunkten

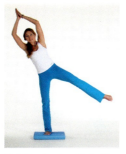 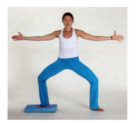

Beinkreise in Abduktion – Side Leg Circles ***   Weite Kniebeuge *

Kombinationsübungen im Stand

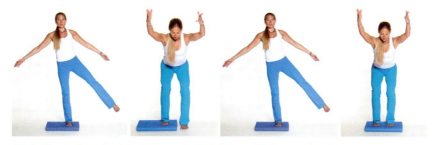

Abduktion – Standard-Kniebeuge – Abduktion – Seitenwechsel **

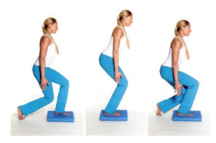

Ausfallschritt und Kniebeuge im Wechsel **

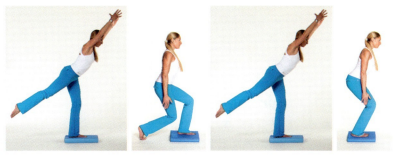

Abduktion nach hinten – Ausfallschritt – Abduktion – Beinwechsel **

Übungen im Kniestand

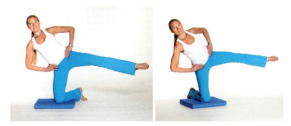

Beinabduktion aus dem Kniestand **

Übungen im Vierfüßler-Stand = Hohe Bank-Position

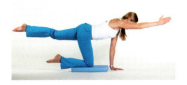

Diagonales Arm- und Beinheben */**

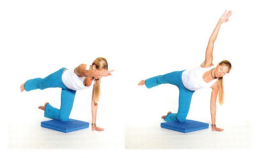

Seitliche Stabhaltung = Abheben von Arm und Bein auf der gleichen Körperseite ***

Übungen im Unterarmstütz = Bankstütz

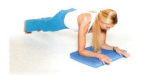 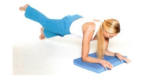 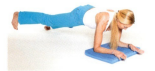

Grundposition im Bankstütz halten **

Bankstütz mit Beinabduktion nach oben **

Bankstütz mit Beinabduktion zur Seite ***

Übungen aus der Bauchlage

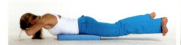 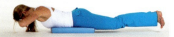

Abduktion und Adduktion *

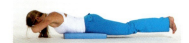 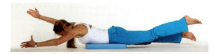

Fersentrommel **

Diagonales Arm- und Beinheben => Swimming **

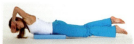 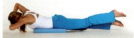

Oberkörperrotation mit diagonalem Beinheben **

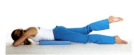 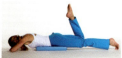

Kicks aus der Bauchlage **

Übungen in Seitenlage

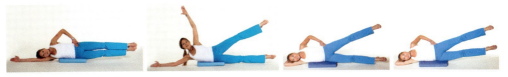

Abduktion und Adduktion *

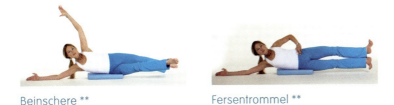

Beinschere ** Fersentrommel **

Übungen aus der Rückenlage

Schulterbrücke

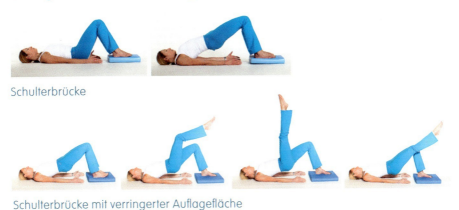

Schulterbrücke mit verringerter Auflagefläche

Dehnung und Entspannung

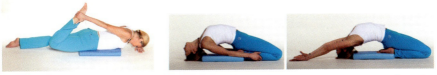

Dehnung der Oberschenkelvorderseite

Intensive Dehnung der gesamten Körpervorderseite **/***

Kurze Übungsprogramme mit bestimmten Schwerpunkten

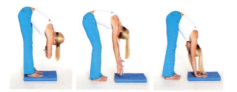 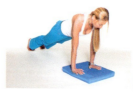 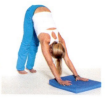

Dehnung der Körperrückseite *

Dehnung der Körperrückseite (dynamisch) und Öffnung der Brustwirbelsäule **

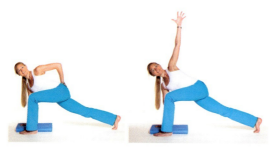

Dehnung des Hüftbeugers, der Beinrück- und der Beinvorderseite *

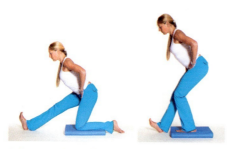

Dehnung der ischiocruralen Muskulatur = rückwärtige Muskelschlinge
(Auf dem Pad kniend *; stehend: Auf dem Pad oder auf dem Boden*)

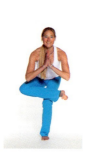 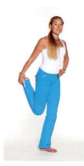

Dehnung der Hüftmuskulatur (Tempelsitz) ***

Dehnung der Beinvorderseite (TänzerIn) **

Intervalltraining zur Kräftigung der großen Muskelgruppen, zur Stärkung des Herz-Kreislauf-Systems sowie zur Aktivierung des Stoffwechsels

Beim extensiven Intervalltraining ist die Belastungszeit jeweils doppelt oder dreifach länger als die Erholungsphase. Dabei sollte die Belastungsintensität zwar intensiv wahrgenommen werden, aber keine Überforderung darstellen.

Im nachstehenden Programm sind jeweils 4 Sätze pro Intervall angeführt. Die Anordnung der Übungen ist nach dem koordinativen Schwierigkeitsgrad gesteigert und ebenfalls mit einer Intensitätssteigerung verbunden. Durchaus kann das Programm auch auf 3 Sätze gekürzt und z. B. die jeweils schwierigste Übung weggelassen werden.

Die Intervalle können mit 30 oder 45 Sekunden Belastungszeit und entsprechend 15 bzw. 30 Sekunden Erholungszeit ausgeführt werden.

Warm up:

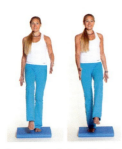

Laufen auf dem Pad

„Pendeln" auf dem Pad (ohne Abbildung)**

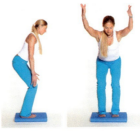

Standard Kniebeuge auf dem Pad*

Intervall 1:

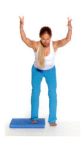 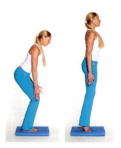

Kniebeuge dynamisch rechts / links neben dem Pad**

Kniebeuge und Zehenstand**

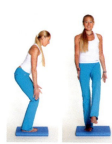 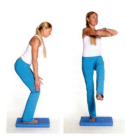

Kniebeuge und im Wechsel Abheben eines Beines**

Kniebeuge und im Wechsel Abheben eines Beines mit Oberkörperrotation***

Intervall 2:

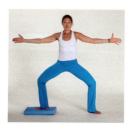 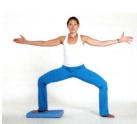 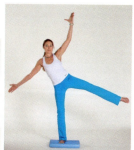

- Weite Kniebeuge (dynamisch nach rechts)**
- Weite Kniebeuge (dynamisch nach links)**

- Weite Kniebeuge mit Abduktion rechts**
- Weite Kniebeuge mit Abduktion links**

Intervall 3:

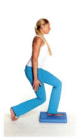
Ausfallschritte, je 8x rechts und links*

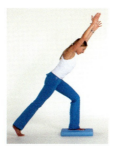
Ausfallschritte dynamisch im Wechsel*

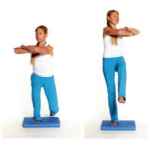
Ausfallschritte mit anschließendem Anheben des Knies**

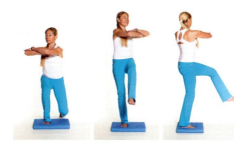
Ausfallschritte mit anschließendem Anheben des Knies und Oberkörperrotation***

Intervall 4:

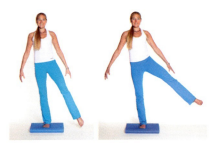
Abduktion stehend*

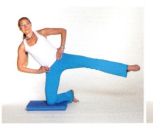
Abduktion kniend (ohne Abstützen)**

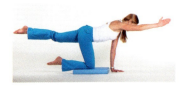
Vierfüßlerstand und Beinabduktion*

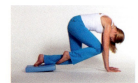
Vierfüßlerstand und Beinabduktion & Runden und Strecken der Wirbelsäule*

Intervall 5:

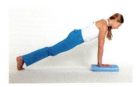
Brettposition = Ganzkörperstütz halten**

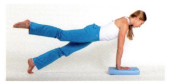
Brettposition mit Abduktion***

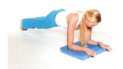
Bankstütz = Unterarmstütz halten*

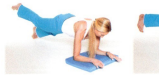
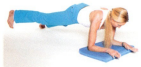
Bankstütz mit Abduktion nach oben und/oder zur Seite***

Intervall 6:

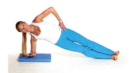 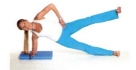

Seitstütz auf dem Unterarm*

Seitstütz mit Abduktion** (Jeweils ein Durchgang rechts und links)

Intervall 7:

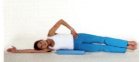 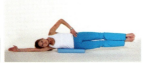 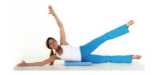

Seitenlage mit Anheben beider Beine*

Seitenlage mit Abduktion des oberen Beines*

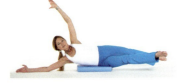 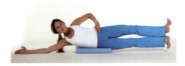

Seitenlage mit Beinschere**

Seitenlage mit Adduktion = Fersentrommel**

Intervall 8:

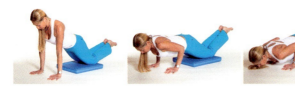

Liegestütz vom Pad, kniend schmal*/**

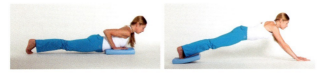

Wirbelsäulenstreckung aus der Bauchlage*/**

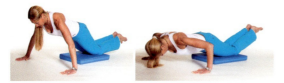

Liegestütz kniend breit*

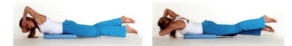

Oberkörperrotation aus der Bauchlage*

Intervall 9 (in Rückenlage):

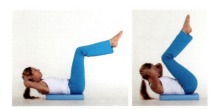

Crunch gerade *

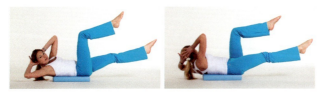

Crunch diagonal **

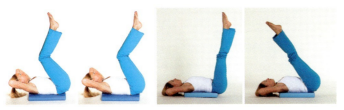

Beckenheben aus der Grundspannung*

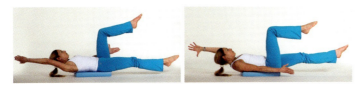

Der „Käfer"***

Intervall 10:

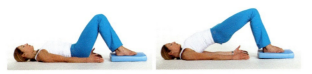 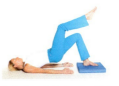

Schulterbrücke mit Heben und Senken des Beckens (optional mit geschlossenen Knien) */**

Schulterbrücke, im Wechsel ein Bein gebeugt abheben**

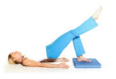 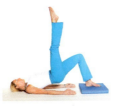

Schulterbrücke, ein Bein nach vorne gestreckt halten, das Becken heben und senken**

Schulterbrücke, ein Bein nach oben gestreckt halten, das Becken heben und senken***

Koordinativ anspruchsvolle Übungen für Fortgeschrittene

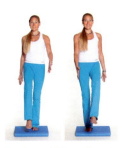
Laufen auf dem Pad *

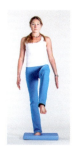
Knie im Wechsel heben und senken *

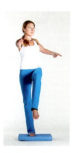
Knie heben und Oberkörperrotation – im Wechsel rechts / links **

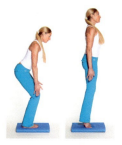
Kniebeuge und Fersenhub (= Zehenstand) im Wechsel**

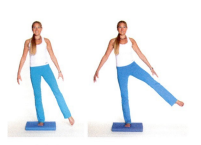
Beinabduktion zur Seite*

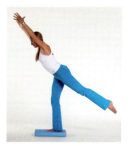
Beinabduktion nach hinten*

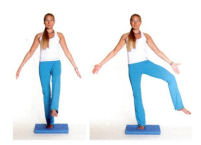
Mobilisation des Hüftgelenks durch Außen- und Innenrotation **

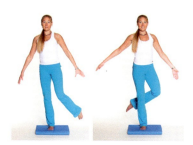
Achter-Kreise im Hüftgelenk **

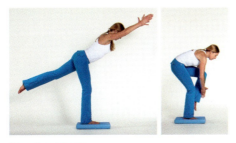

Standwaage **

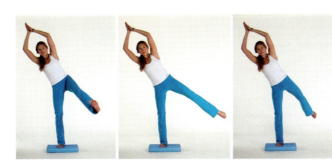

Side Kicks ***

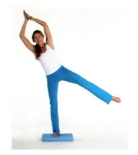

Beinkreise in Abduktion –
Side Leg Circles ***

Kombinationsübungen im Stand

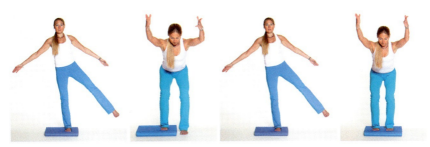

Abduktion – Standard-Kniebeuge – Abduktion – Seitenwechsel **

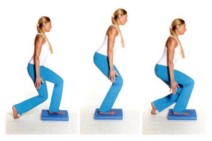

Ausfallschritt und Kniebeuge im Wechsel **

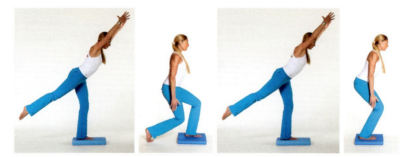

Abduktion nach hinten – Ausfallschritt – Abduktion – Beinwechsel **

Übungen im Kniestand

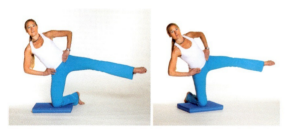

Beinabduktion aus dem Kniestand **

Übungen im Vierfüßler-Stand = Hohe Bank-Position

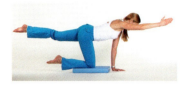

Diagonales Arm- und Beinheben */**

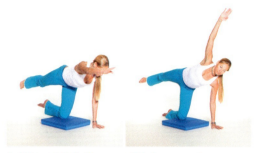

Seitliche Stabhaltung = Abheben von Arm und Bein auf der gleichen Körperseite ***

Ganzkörperstütz = Brettposition

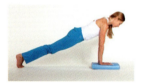

Stabilisation im Ganzkörperstütz (mit den Händen auf dem Pad) **

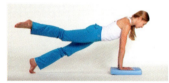

Beinheben aus dem Ganzkörperstütz = „Leg Pull Prone/Front" ***

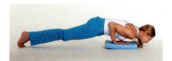

Liegestützposition – mit eng zum Oberkörper gezogenen Ellenbogen ***

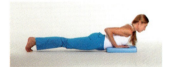

Streckung der Wirbelsäule = Extension **

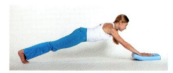

Extension und Hebelvergrößerung ***

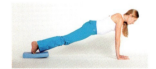

Stabilisation im Ganzkörperstütz (mit den Füßen auf dem Pad) **

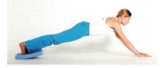

Extension und Hebelverlängerung ***

Kurze Übungsprogramme mit bestimmten Schwerpunkten

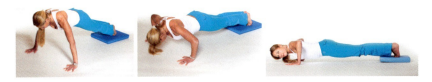

Klassischer Liegestütz mit Stabilisation der Schulter **

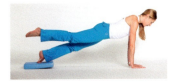

Beinheben im Wechsel ***

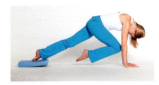

Runden und Strecken der Wirbelsäule aus dem Ganzkörperstütz ***

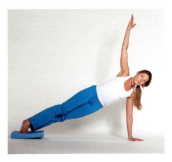

Vom Ganzkörperstütz zum Seitstütz ***

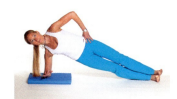

Seitstütz auf dem Unterarm*

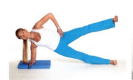

Seitstütz auf der Handfläche***

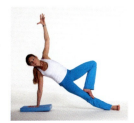

Der „Baum im Seitstütz" ****

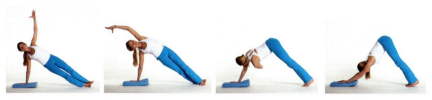

Side Twist ****

Übungen im Unterarmstütz = Bankstütz

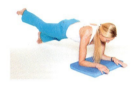
Bankstütz mit Beinabduktion nach oben **

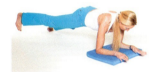
Bankstütz mit Beinabduktion zur Seite ***

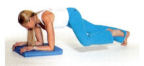
Seitliches Beinanziehen (=Spiderman)****

Übungen aus der Bauchlage

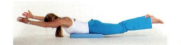
Wirbelsäulenextension mit verlängertem Hebel **

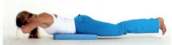
Fersentrommel **

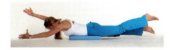
Diagonales Arm- und Beinheben => Swimming **

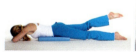
Kicks aus der Bauchlage **

Übungen in Seitenlage

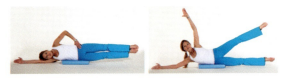

Abduktion*

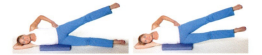

Adduktion des unteren Beines **

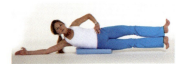

Fersentrommel **

Übungen im Sitzen

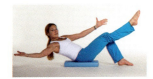

Obliquus Roll Back – schräge Bauchmuskulatur**

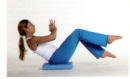 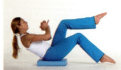 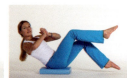

Toe Taps aus dem Schwebesitz **

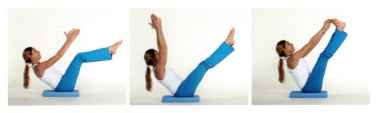

Die „Boot" – Position mit Variationen **

Übungen aus dem Langsitz

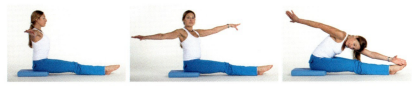

Die „Säge" = Streckung, Drehung und Rundung und Dehnung der Wirbelsäule **

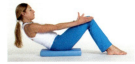

Segmentales Auf- und Abrollen der Wirbelsäule = Roll up and down**

Übungen aus der Rückenlage

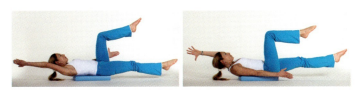

Der „Käfer"***

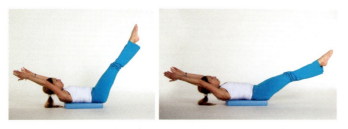

Gleichzeitiges Absenken der Arme und Beine = „Double Leg Stretch"**

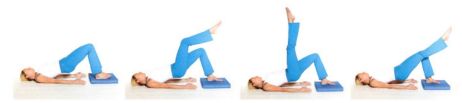

Schulterbrücke mit verringerter Auflagefläche**

Dehnung und Entspannung

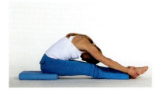

Dehnung des unteren Rückens und der Beinrückseite (Vorbeuge) *

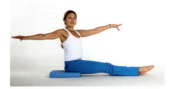

Drehung = Rotation der Wirbelsäule (Drehsitz) *

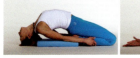
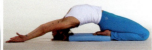

Intensive Dehnung der gesamten Körpervorderseite **/***

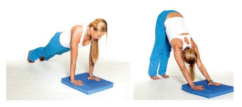

Dehnung der Körperrückseite (dynamisch)
und Öffnung der Brustwirbelsäule **

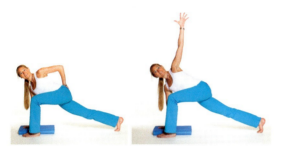

Dehnung des Hüftbeugers, der Beinrück-
und der Beinvorderseite *

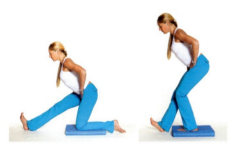

Dehnung der ischiocruralen Muskulatur = rückwärtige Muskelschlinge
(Auf dem Pad kniend *; Stehend: Auf dem Pad oder auf dem Boden*)

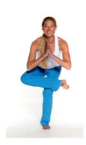

Dehnung der
Hüftmuskulatur
(Tempelsitz) ***

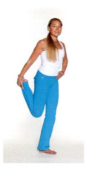

Dehnung der
Beinvorderseite
(TänzerIn) **

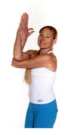

Dehnung des
Schultergürtels
(Adlerarme) **

Dank an

- meinen lieben Mann Dr. G. Michael Heß für die Unterstützung meiner Arbeit

- meine vier Kinder für ihre Geduld und Rücksicht

- meine Eltern, die immer für mich da sind und mir bereits in jungen Jahren die Freude an der Bewegung vermittelt und die Ausübung zahlreicher Sportarten ermöglicht haben

- meine lieben Freunde und Verwandte, die mir jederzeit hilfsbereit mit Rat und Tat zur Seite stehen

- alle meine Kursteilnehmerinnen und -teilnehmer, die mir mit Freude und jahrelanger Treue folgen, um sich mit mir weiter zu entwickeln

- Herrn Martin Büttner und das Team vom Verlag Via Nova für die Hilfsbereitschaft und kompetente Unterstützung

- Christoph Wacker (www.fotodesign-wacker.de) für die professionellen Bilder, Susann Stauda (Fashion and Fitness, www.fashfit.com, Bia Brasil) für die schönen Outfits

Teilnehmererfahrungen zu Stabilates

„Ich bin sehr dankbar, das Stabilates-Training schon über 2 Jahre bei Bettina machen zu können. Es vereint viele tolle Pilates- und Yoga-Übungen, aber es stärkt durch das benötigte Gleichgewicht noch mehr die Tiefenmuskulatur.

Besonders toll finde ich die Drehübungen und die Bauchmuskelübungen auf dem Balance Pad! Sehr zu empfehlen!"

Maria L.

„Ich hatte bereits 2 Bandscheibenvorfälle und die regelmäßige Teilnahme am Stabilates führte zu einer erheblichen Verbesserung meiner Beschwerden und ließ mich mich wieder beweglicher fühlen."

Joachim H.

„Stabilates ist ein wunderbares Training für die innere und äußere Balance. Meine volle Konzentration ist gefordert, um die notwendige Körperspannung zu halten. Es ist ein schönes Gefühl, zu spüren, wie sich meine Haltung auch bei alltäglichen Bewegungen deutlich verbessert hat."

Sandra E.

„Seit über 2 Jahren suchte ich etwas, was gegen meine Rückenschmerzen helfen könnte, und habe wirklich vieles ausprobiert – da stolperte ich über Stabilates. Nach nur wenigen Einheiten bemerkte ich einen gravierenden Unterschied! Was für ein Glücksgriff!"

Arijana A.

„Als langjährige Läuferin habe ich mich mit Anfang 50 entschlossen, Yoga zu üben, um beweglicher zu werden. Zu meiner großen Freude bin ich auf diesem Weg zu Bettina gekommen. Mittlerweile besuche ich regelmäßig alle ihre Kurse: Yoga, Pilates und Stabilates. Ich fühle mich beweglicher und meine Rumpfkraft hat sich erheblich verbessert, was mir beim Laufen sehr entgegenkommt."

Andrea M.

„Mein persönlicher Schwerpunkt liegt aufgrund meines Naturells auf der Power-Fitness. Dennoch finde ich Stabilates sehr effektiv und bin immer wieder erstaunt, wie anstrengend es trotz regelmäßigen Trainings sein kann. Stabilates ist eine super Ergänzung zur Power-Fitness und weiteren Sportarten."

Birgit K.

„Ich bin gerne bei Stabilates dabei, da mir die Übungen zeigen, wie wichtig es ist, die Mitte des Körpers zu trainieren. Stabilates ist für mich eine Verbindung von Balance und Koordination, gekrönt mit einem Lächeln im Gesicht, auch dann, wenn die Übungen dich bis zur persönlichen Grenze herausfordern."

Jovita O.

„Bettinas Stabilates ist das beste Mittel, im Arbeitsalltag schnell ein extrem gutes Workout zu bekommen. Und dieses auch noch in einer unglaublich positiven Atmosphäre mit ganz viel Motivation. Besser geht es nicht!"

Sandra W.

„Seit ich bei Stabilates mitmache, stelle ich zunehmend eine Verbesserung meines Gleichgewichts fest. Auch die Beweglichkeit meiner Gelenke macht mich im Alltag sicherer und ich fühle mich nach dieser sportlichen Stunde voller Energie!!!"

Christina J.

Zu den Autoren

Bettina Heß unterrichtet seit über 20 Jahren Präventions- und Gesundheitssport.

Im Frühjahr 2017 erschien ihr Buch „Individuelle Yogapraxis" im Verlag Via Nova.

Neben eigenen erfolgreichen Kursreihen und Personal Training ist sie als gefragte Referentin und Dozentin bei verschiedenen Institutionen, wie dem Bayerischen Landessportverband e.V. (BLSV), More to Move on, dem Pädagogischen Institut (PI) der Landeshauptstadt München, der Körperschule in Isny im Allgäu sowie der VINYASA Yoga Akademie, in Deutschland und in der Schweiz tätig.

Ihr Schwerpunkt liegt dabei auf Yoga und Pilates in Verbindung mit Anatomie und Physiologie.

Bettina Heß ist diplomierte Bauingenieurin und Mutter von vier Kindern.

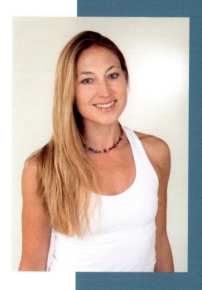

Weitere Informationen zu ihren aktuellen Kursen, Retreats, Workshops und Fortbildungsveranstaltungen können Sie der Website www.fithess.de entnehmen.

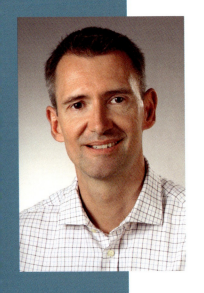

Dr. G. Michael Heß hat seine Facharztausbildung zum Orthopäden und Wirbelsäulenchirurgen in Deutschland, der Schweiz und in Kanada absolviert und war Oberarzt an einer angesehenen Münchner Klinik. Heute ist er überwiegend in München und England tätig.

Dr. Hess ist ein international renommierter Experte auf dem Gebiet der minimal-invasiven Wirbelsäulenchirurgie und interventionellen Schmerztherapie. Er hat über 150 wissenschaftliche Fachvorträge gehalten und wird weltweit als Gastoperateur eingeladen.

Er ist Master Instructor der Spine Intervention Society (SIS), USA und Vorstandsmitglied von SIS in Europa. Dr. Hess war Präsident der Gesellschaft für Interventionen an der Wirbelsäule (GIW) e.V. von 2006-2015.

Weitere Bücher aus dem Verlag Via Nova:

Individuelle Yogapraxis
Hatha-Yoga mit speziellem Übungsprogramm
für Yogaübende mit gesundheitlichen Einschränkungen
Bettina Heß, Dr. med. G. Michael Heß

Klappenbroschur, 160 Seiten, 563 farbige Fotos, 12 Grafiken, 70 Zeichnungen,
ISBN 978-3-86616-403-1

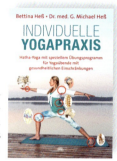

Dieses fundierte, einfühlsame Yoga-Buch schließt eine Lücke in der Yoga-Literatur, denn es zeigt, wie elementar wichtig es ist, beim Praktizieren auf die eigene gesundheitliche und körperliche Verfassung zu achten. Denn nicht jede Übung ist für jeden Menschen gleich gut. Es braucht stets Achtsamkeit und Sensibilität, um beim Ausüben der Asanas etwaige gesundheitliche oder physiologische Einschränkungen mit einzubeziehen. Mit diesem hier beschriebenen Wissen kann die Yogapraxis wirklich für jeden ganz individuell seine wohltuende Wirkung entfalten. Eine besonders großartige Leistung dieses Buches ist es, dass die Autoren für sehr viele Krankheitsbilder ganz konkret die heilsamsten Übungen zusammengestellt haben. Besonders hervorzuheben sind auch die vielen farbigen Fotos und Grafiken. Dieses Buch gehört ins Regal jedes Yoga-Lehrenden und Yoga-Praktizierenden.

Hatha-Yoga im Sport
Die moderne Sportwissenschaft trifft auf Grundprinzipien
der Körperpraxis des Yoga
Christian Koch

Klappenbroschur, vierfarbig, 120 Seiten, 240 farbige Fotos, 7 Tabellen,
ISBN 978-3-86616-404-8

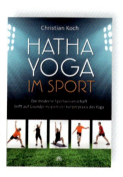

Endlich ein Yogabuch, das sich fundiert und gezielt an alle Sportler richtet! Ganz gleich, ob Breiten- oder Leistungssport, wer Gesundheit und Leistungsfähigkeit mit Hilfe ausgewählter Yogapraxis ausbauen möchte, hat mit diesem Buch einen Volltreffer gelandet. Vom „Warm Up" bis zum „Cool Down" - ein perfektes Zusammenspiel von moderner Sportwissenschaft und fundiertem Yogawissen! Neben wertvollen Infos über Muskulatur, Sehnen und Faszien, gekonntes Dehnen und Stretching erfahren Sie auch, wie Sie Ihre Beweglichkeit verbessern und möglichen Verletzungen vorbeugen können. Grandios der praktische Teil, der für die populärsten Sportarten passgenaue Yoga-Übungen bietet. Dieses innovative Yoga-Buch ist wichtig für alle Sportler, Trainer, Übungsleiter und Fitnessfreunde und natürlich für Yoga-Lehrende und Yoga-Praktizierenden!

Yoga hilft nach Hüft-OP
Das erste Yoga-Programm für Hüftoperierte
Evelyn Horsch-Ihle

Via Nova Kompakt, Paperback, 120 Seiten, 50 farbige Fotos, ISBN 978-3-86616-405-5

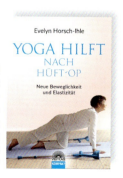

Dieses ausgewählte Yogaprogramm wurde ganz speziell für Menschen nach einer Hüft-Operation entwickelt. Die Sensibilisierungsübungen, die u.a. auch abgestimmt sind auf die erste Zeit nach der OP und die Atemübungen. Geeignete Haltungen und Meditationen unterstützen den Körper zunehmend, wieder Beweglichkeit und Elastizität zu erlangen und zu erhalten. Unter Beachtung der medizinisch angesagten Möglichkeiten finden Sie hier einfühlsame, leicht erlernbare Übungsfolgen, die bestens geeignet sind, Yoga auch mit künstlicher Hüfte weiter zu praktizieren und dabei wieder fit und elastisch zu werden.

Das große Ayur-Yoga-Praxisbuch
Yogaprogramme für Gesundheit, Vitalität und geistige Kraft
Remo Rittiner

Paperback, 240 Seiten, 560 Fotos, ISBN 978-3-86616-433-8

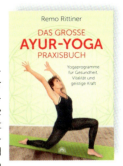

Dieses Buch basiert auf den Grundprinzipien der Yogatradition von T. Krishnamachayra, die der bekannte und erfahrene Yogaexperte Remo Rittiner auf zeitgemäße Weise zusammengefasst hat. Fundiert werden Geschichte und Entwicklung des Ayur-Yoga sowie die wichtigsten Erkenntnisse aus der westlichen Anatomielehre vermittelt. In seltener Ausführlichkeit bekommt der Lernende mit über 600 Farbfotos die wichtigsten Yogahaltungen und die abwechslungsreichen Übungen dieses kraftvollen und wirksamen Yoga-Programms präzise und übersichtlich präsentiert. Ein außergewöhnliches Yogabuch, das den wertvollen Nutzen des Ayur-Yoga für ein erfülltes und gesundes Lebens in seiner ganzen Bandbreite darstellt. Inspirierend für Yogalehrende, für Anfänger und Fortgeschrittene im Yoga.

Nispanda: Entspannung im Yoga
14 Übungsprogramme für Ruhe und Gelassenheit
Ulrike Pape

Paperback, 112 Seiten, 8 Grafiken, ISBN 978-3-86616-434-5

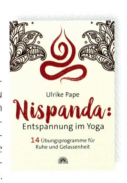

In diesem Yogahandbuch finden Sie einen bisher einzigartigen praxisorientierten Überblick über Yogawege, die direkt in die Entspannung und zu mehr innerer Ruhe und Gelassenheit führen. Zugleich gelingt es, mit den ausführlich dargestellten und erprobten Übungen sich sowohl energiegeladener als auch erfrischter zu fühlen. 14 bewährte Entspannungsprogramme werden dargestellt, die Ihnen die so wertvolle Erfahrung und die tiefliegenden Wirkungsweisen des „nispanda" (ohne Spannung) vermitteln und dies auf allen Ebenen des Erlebens - körperlich, geistig, seelisch.
Gerade in unseren oft stressigen Zeiten kann dieses neue Yogahandbuch mit seinen Entspannungsmethoden eine großartige Quelle der Erholung und Gesundheit werden.

Meditation heilt
Schmerzfrei in ein neues Leben,
mit Übungsanleitungen und praktischen Tipps
Katrin Jonas

Paperback, 224 Seiten, ISBN 978-3-86616-392-8
E-Book: ISBN 978-3-86616-412-3

Wenn Sie unter chronischen oder langwierigen Schmerzen leiden, könnte dieses Buch für Sie zu einer echten Offenbarung werden. Die Erfahrungen und Erkenntnisse, die die bekannte Körper-Mind-Therapeutin Katrin Jonas vermittelt, sind bahnbrechend und eröffnen vollkommen neue Perspektiven der Schmerztherapie. Die Methoden sind im Klientenalltag vielfach erprobt und entsprechen dem neuesten Wissen der Neuroforschung.
Spezifische Achtsamkeits- und Meditationsübungen werden profund und praxisnah vermittelt und ermöglichen einen ganz individuellen, selbstverantwortlichen Umgang mit dem eigenen Schmerz. Entdecken Sie die großartigen Möglichkeiten, wie Sie mit Meditation, geschulter Achtsamkeit und einem neuen Körperbewusstsein Schmerzfreiheit erlangen können!

Die spirituelle Dimension des Hatha-Yoga
Erwachen in ein höheres Bewusstsein
Gyandev McCord

Klappenbroschur, 256 Seiten, 180 farbige Fotos, ISBN 978-3-86616-386-7

Das Üben von Yoga ist wohltuend und gesund für Körper und Seele, doch in der Essenz ist es ein geistiger Weg der Selbsterkenntnis und inneren Transformation. Mit diesem Buch werden Sie die Yoga-Praxis in einer ganz neuen spirituellen Dimension und Kraft kennen lernen, sein wahres Potential und seine außergewöhnlichen Wirkungen auf Bewusstsein und Energiekörper entdecken. In der Tradition des berühmten Lehrers Paramhansa Yogananda, Autor des weltbekannten Bestsellers „Autobiografie eines Yogis", zeigt Gyandev McCord, wie Yoga zu einem einzigartigen Werkzeug spirituellen Wachstums werden und zu wahrhaftigem innerem Frieden und Glück führen kann.

Intuition für Anfänger
Der inneren Führung vertrauen
Swami Kriyananda

Taschenbuch, 112 Seiten, ISBN 978-3-86616-382-9

Wenn dieses Buch Ihr Interesse weckt, dann steckt dahinter vielleicht schon die Kraft Ihrer Intuition! Gut so! Denn dieses in Fachkreisen hochgelobte Buch ist ein echter Schatz für alle, die einen ganz praktischen und unmittelbaren Zugang zu ihrer eigenen Intuition finden möchten. Es zeigt, dass diese innere Weisheit nicht einfach nur ein vages Bauchgefühl oder eine Vermutung ist, sondern eine angeborene menschliche Fähigkeit, die sich ganz gezielt trainieren und schulen lässt. Die eigene Intuition immer klarer zu erkennen und zu unterscheiden, ihr mehr und mehr zu vertrauen, sie bewusst einzuüben und für Entscheidungen des Alltag zu nutzen, darum geht es in diesem Buch!

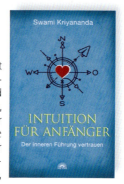

Spiraldynamik® – Achtsame Körperhaltung
Liegen, sitzen, stehen, gehen – Die besten Übungen für ein neues Körperbewusstsein
Renate Lauper / Dr. med. Christian Larsen

2. Auflage

Klappenbroschur, 176 Seiten, 120 farbige Abbildungen, ISBN 978-3-86616-336-2

Entdecken Sie in diesem Buch die preisgekrönte und tausendfach bewährte Erfolgsmethode der Spiraldynamik, die auf einer gänzlich neuen Betrachtung des evolutionären menschlichen Bauplans basiert. Es zeigt einen konkreten und anatomisch sinnvollen Weg, wie Sie sich körperlich verändern und aufrichten können. Erfahren Sie wie durch die Bewusstheit der körperlichen Bewegung und Haltung ein vollkommen neues Lebensgefühl geweckt werden kann – frei von Beschwerden, zentriert, präsent, selbstbewusst, in Würde, kraftvoller Lebendigkeit und Ausstrahlung. Bahnbrechende Einsichten über die menschliche Anatomie und seiner Bewegungen werden hier ganz praktisch und konkret in einem perfekt aufeinander abgestimmten Übungsprogramm vermittelt, das behutsam und nachhaltig in die Aufrichtung führt. Achtsamkeit bedeutet, Körperbewusstsein im Alltag zu kultivieren.

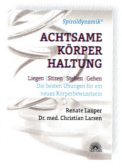